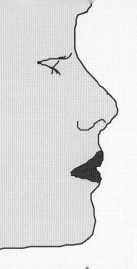

（赠光盘）

望面诊病图解

WANGMIANZHENBINGTUJIE

（第2版）

赵理明　编著

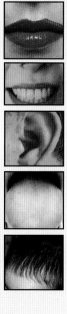

U0225621

辽宁科学技术出版社

·沈阳·

本书编委会 赵理明 赵培军 赵沛浩 刘立克 刘美思 林 玉
王 楠 刘 实 王 颖 张 红 韩 玉 李 斌

图书在版编目（CIP）数据

望面诊病图解／赵理明编著 . —2 版 . —沈阳：辽宁
科学技术出版社，2013.4（2025.3重印）
ISBN 978-7-5381-7909-5

Ⅰ . ①望… Ⅱ . ①赵… Ⅲ . ①望诊（中医）—图解
Ⅳ . ①R241.2-64

中国版本图书馆 CIP 数据核字（2013）第 038067 号

出 版 者：辽宁科学技术出版社
　　　　　　（地址：沈阳市和平区十一纬路 25 号　邮编：110003）
印 刷 者：辽宁新华印务有限公司
幅面尺寸：168mm×236mm
印　　张：7
字　　数：200 千字
印　　数：42001-43000
出版时间：2006 年 8 月第 1 版　2013 年 4 月第 2 版
印刷时间：2025 年 3 月第 15 次印刷
责任编辑：寿亚荷
封面设计：翰鼎文化／达达
版式设计：袁　舒
责任校对：唐丽萍
书　　号：ISBN 978-7-5381-7909-5
定　　价：39.00 元

联系电话：024-23284370
邮购热线：024-23284502
投稿邮箱：syh324115@126.com
http://www.lnkj.com.cn

前言

随着社会的进步发展，人们生活水平提高了，健康意识也增强了，但仍有很多人宁愿花万元乃至数万元去治病、去救命，甚至因病致残、因病致贫，而不愿意花百元、千元去防病、去养生。

虽然我们生活在高排放的生存环境里，但仍会从外观上不同程度地舒展出自己的健康生命力度：美丽、精神、气质、快乐等。每个人的面孔及双手掌暴露于外，如同树叶一样，是独一无二的。古人云："头面乃一体之尊，精神之表，百骸之长，六阳群集之府，喜怒哀乐无不流露于此。""十二经脉，三百六十五络，其气血皆上于面而走空窍。"这正是人冬季面部显露于外，其经络丰富，气血充盈而不怕冷的主要原因。"视其外，以知其内脏，则知所疾矣。""察其毛色枯荣，可以觇脏腑之病。"清代医学家陈士铎说："看病必察色，察色必观面，而各有部位，不可不知。"由此可见，望诊全息医学的胚胎在中医学领域里已经孕育了几百年乃至上千年了。

本书是笔者在 2006 年出版的《望面诊疗图解》的基础上修订而成的，是在学习古前贤医著和有关资料，并结合多年临床实践的基础上，采用最基本、最简便、最明了的方法，像看图识字一样的简捷方式编撰而成。全书内容丰富，图文并茂。在原书基础上又增加了近百余幅图片，对爱好望诊的朋友有一看就能对号入座应用之特点。同时，书中还介绍了极简便的防治方法，需要说明的是，某些防治方法应在临床医师指导下应用。

近年来，笔者除西藏外，已被多次邀请到全国各地，培训海内外手诊、面诊学员数万人次。出版手诊、面诊专著 20 余部。根据读者需要，《望面诊病图解》再次修订出版，说明手诊、面诊技术会更加普及推广，为广大群众健康服务。

去年 6 月，笔者被台湾中医师同德医学会邀请赴台北给台湾中医师讲授手诊、面诊，并被该学会聘为手诊、面诊学术班专业讲师。这坚定了我今后学面诊、手诊，用面诊、手诊，写面诊、手诊和更进一步讲授普及面诊、手诊的信念。

　　感谢读者对望诊技术不衰的热情关爱。但令人不快的是，笔者以前编著出版的几部面诊、手诊专著，市面上均出现了不同的几种盗版，这些盗版书印刷质量极差，错误很多。还有人抄袭《望手诊病图解》等书中大量内容，抄袭后也不加校对，比如，抄袭者竟然把笔者命名的颈椎增生线误抄写成肝脏损伤线，类似这种抄袭错误很多，笔者经常接到读者电话询问，并帮助读者纠正。在此提醒读者注意，以免影响学习兴趣。

　　对辽宁科学技术出版社寿亚荷编审为笔者先后编著的几部面诊、手诊专著的辛勤付出，对台湾中医师同德医学会中医学博士罗明宇理事长及夫人范秀美医师的鼓励支持，在此一一表示感谢！

　　一部作品是作者和读者共同完成的。希望热爱望诊的读者朋友通过学习本书后，看出自己和家人、朋友以及周围人面部的阳性符号信息，及时调整生活习惯。因为，强壮的身体素质是在健康的生活方式、健康的生活行为中孕育的，我们的智慧、文化、成功、名誉是在耐得住寂寞和甘苦无人知中磨炼出来的，我们的快乐在正确的价值观、人生观中形成发展。

　　人生的意义在于幸福快乐！欢迎读者对本书提出批评指正，也衷心祝愿读者朋友们身体健康，生活幸福！

赵理明

2012 年 10 月于西安小寨西路 15 号藻露堂中医医院

电话：13488231303

电子信箱：805262885@qq.com

目录

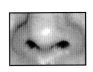

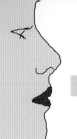
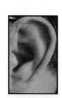

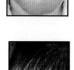

§ 2

第一章 望诊基础知识

　　望诊，是医生或望诊爱好者运用视觉对病人的神、色、形、态、舌像以及分泌物、排泄物色质的异常变化，进行有目的的观察，以测知内脏病变，了解疾病情况的一种诊断方法。

　　笔者曾多次到全国各地培训手诊、面诊学员，也接到许多读者电话咨询，大家普遍认为中医阴阳五行学说很抽象，不易理解。然而，阴阳五行学说不仅对祖国医学理论的形成和发展起到了促进作用，而且至今在医疗实践中还有一定的指导意义。但由于历史条件的限制，阴阳五行学说还不能解释医学中的一些问题，因此，我们要用一分为二的观点去学习，吸取其精华，摒弃其糟粕，使它更好地为医疗实践服务。

一、阴阳简述

（一）阴阳学说的基本内容

　　阴阳就是自然界相互关联的某些事物和现象对立双方的概括。既代表相互对立的事物，又代表同一事物内部所存在着的相互对立的两个方面。比如，白天和黑夜，天晴和阴雨，天热和寒冷，运动状态的躁动和静止（表1-1）等。白天为阳，夜间为阴。上午和下午相对而言，上午是阳中之阳，下午是阳中之阴；前半夜和后半夜相对而言，前半夜为阴中之阴，后半夜为阴中之阳。所以说阴阳之中还可以再分阴阳。

表1-1　阴阳属性归类表

属性	时空	气候	温度	存在状态		
阴	夜	阴	冷	静	降	抑制
阳	昼	晴	热	动	升	兴奋

1. 阴阳的对立关系：阴阳对立指自然界的一切事物或现象，其内部都同时存在着相反的两种属性，即存在对立着的阴阳两个方面。比如：天为阳，地乃阴；外是阳，内是阴；升属阳，降者阴。

2. 阴阳互根关系：阴阳互根是指事物或现象中对立着的两个方面，具有相互依存、相互为用的联系。没有阴，阳就不能存在；没有阳，阴也不存在。比如，血虚患者单纯补血效果是不理想的，要阳中求阴，即血之根在于气，补气则血自生，即气推血运动，血又生气矣。故方剂当归补血汤重用黄芪 30 克补气、当归 6 克补血便是这个意思。

3. 阴阳消长关系：阴阳消长是指事物或现象中对立着的两个方面，有此消彼长、彼进此退的现象。比如，一年四季，由春至夏，寒气渐减，湿热日增，就称为"阴消阳长"；由秋至冬，热气渐消，寒气日增，就称为"阳消阴长"。这种正常的阴阳消长，说明事物是运动变化的，反映了四季气候变化的一般规律。

4. 阴阳转化关系：阴阳转化是指事物或现象的阴阳属性，在一定条件下，可以向其对立面转化，即由阴转阳，由阳转阴，因而事物或现象的性质也就发生了根本的变化。在人体生理活动过程中，包含着物质与功能之间、物质与物质之间的代谢演变过程。如营养物质（阴）不断转化为功能活动（阳）等。

（二）阴阳学说在中医学中的应用

阴阳学运用于医学领域，是用以说明人体的组织结构、生理功能、病理变化及临床的诊断与治疗的。

1. 说明人体的组织结构：根据阴阳对立统一的观点，大体来说，人体上部为阳，下部为阴；体表属阳，体内属阴。以脏腑来分，五脏为阳，六腑为阴。五脏之中又有阴阳所属，心、肺居上为阳，肝、脾、肾位于下部属阴，人体背部为阳，腹部为阴。

2. 说明人体的生理功能：人体正常的生命活动，是阴阳两个方面保持着对立统一的协调关系的结果。比如，功能与物质相对而言，功能属阳，物质属阴，两者之间就是这种对立统一关系的体现。人体的生理功能是以物质为基础的，没有物质的运动就无以产生生理功能。而生理活动之结果，又不断促进着物质的新陈代谢。人体功能和物质之关系，就是阴阳相互依存、相互消长、相互为用的关系。如果人体气血精津等物质和功能之间紊乱，阴阳不能相互为用而分离，人的生命也就终结了。故《内经》曰："阴阳离诀，精气乃绝。"

3. 说明人体的病理变化：疾病的发生，是阴阳失去相对平衡，出现偏盛偏衰的结果。即人体的抗病功能，正气与致病因素同邪气相互作用及斗争的情况，都可以用阴阳来概括说明。人体的阴阳任何一方虚损到一定程度，常可导致对方的不足，即所谓"阳损及阴"、"阴损及阳"，最后可导致"阴阳双虚"。比如，一个人口唇发干而喜欢冷食才感到胃里舒服，这是阴液亏虚，不能制阳，而出现了阴虚阳亢的虚热证。

4. 用于疾病的诊断："善诊者，察色按脉，先别阴阳。"任何疾病，尽管它的临床表现错综复杂，千变万化，但都可以用"阴证"和"阳证"来概括。正确的论断，首先要分清阴阳，才能抓住疾病的本质。比如：望诊时见面色鲜明者属阳，晦暗者属阴；切诊时脉浮、大、数、实者为阳，而脉沉、迟、涩、虚为阴；闻诊时声音洪亮者为阳，低微断续者为阴。

5. 用于疾病的治疗：阴阳有偏盛偏衰，是疾病发生发展的根本原因，调整阴阳平衡是治病的基本原则。治疗疾病要采取"热者寒之"、"寒者热之"，"阳病治阴"、"阴病治阳"的原则，使阴阳恢复新的相对平衡。阴阳在临床用药方面也作为指导依据，比如：具有沉降作用的药物龟板、代赭石等为阴，具有升散作用的药物桑叶、菊花等为阳；味酸苦咸的药物大黄、芍药等为阴，辛甘淡味的药物桂枝、甘草等为阳；寒凉滋润的药物为阴，温热燥烈的药物为阳。只有掌握药物的特性，才能正确地运用药物来调节机体的阴阳偏盛偏衰。如阴寒邪气侵袭体表，就必须选用阳热性质的药物以祛寒，选用辛味的药物以发散，才能达到治愈疾病的目的。

二、五行简述

五行学说认为，宇宙间的一切事物都是由木、火、土、金、水这五种属性的物质所构成的。中国的五行与古印度的"四大"（地、火、风、水）及古希腊的"四根"（水、火、土、气）有深刻的相通之处。相传南宋时期著名的思想家、哲学家、教育家朱熹幼年时就很聪明。一天上午，朱熹提着篮子准备去市场购物。有位哲学家听说幼年朱熹谈吐不凡，遇见后向他说："小朱熹呀，你高高兴兴干什么去？"朱熹答："买东西去。"哲学家又问："你为什么说去买东西而不说去买南北？"朱熹笑了笑说："东方木，西方金，

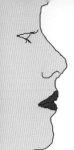

北方水，南方火，中央土。木和金可以购买，随身用篮子带走，而水和火无法购买，随身用篮子带走，所以人们把买货物叫买东西而不叫买南北。"

1. 五行的特性与脏腑生理功能的关系

木：是农业经济、自然环境保护之象征。木乃曲直，木声燥。即生态枝干曲直，向上逐层拓展。故引申为具有生长、上升、条达舒畅等作用或性质之事物。肝属木，喜条达，有疏泄功能，所以代表人的肝脏，主管人的免疫系统。

火：是人类生活发展的动力。火乃炎上，火声烈。指火具有温热、上升的特性。故引申为具有温热、升腾作用的事物。心属火，心阳有温煦之功，所以代表人的心脏，主管人的内分泌。

土：是人类生存的基地。土乃稼穑，土声沉。是指土有播种和收获农作物的作用。故引申为具有生化、承载、受纳作用的事物。脾属土，有运化水谷、输送精微、营养五脏六腑和四肢百骸的功能，是气血生化之源，所以代表人的脾，主管人的消化系统。

金：是古代冶炼业的标志。金乃从革，金声响。是指变革的意思。故引申为具有清洁、肃降、收敛作用的事物。肺属金，有清肃之性，肺气以肃降为顺，所以代表人的肺，主管人的呼吸系统。

水：是生命之源。水乃润下，水声急。指水具有滋润和向下的特性。故引申为具有寒凉、滋润、闭藏向下运动的事物。肾属水，肾有藏精、主水、生髓的功能，所以代表人的肾，主管人的循环系统。

2. 五行与自然界的属性（表1-2）。

表1-2　五行与自然界属性归类表

五行	季节	方向	气候	颜色	味道
木	春	东	风	青	酸
火	夏	南	暑	赤	苦
土	长夏	中	湿	黄	甘
金	秋	西	燥	白	辛
水	冬	北	寒	黑	咸

3. 五行与人体的属性（表1-3）。

表1-3 五行与人体属性归类表

五行		脏		腑		五官		形体		情志	
木		肝		胆		目		筋		怒	
火		心		小肠		舌		脉		喜	
土		脾		胃		口		肉		思	
金		肺		大肠		鼻		皮毛		悲	
水		肾		膀胱		耳		骨		恐	

4. 五行归类在医学中的应用

表1-2、表1-3概括了人体及其与自然界同类事物或现象在属性上的某些内在联系，这种联系可以更好地解释脏腑出现的某些病理现象，以指导诊断和治疗的临床实践。例如，人体的脾脏属土，与五官的口、季节的长夏、气候的湿是相对应的，那么说明脾病可反映在口上，口甜说明脾湿。

又如肾藏精，主水、主骨，开窍于耳及二阴，说明如果肾气充沛，则生殖功能强，骨骼强健，耳聪血旺。反之则易出现精神疲惫，不孕不育，腰膝酸软，毛发脱落，耳鸣、耳聋等。

5. 五行的相生相克

相生，是相互资生助长之意。相克，是相互制约克制之意。五行相生的次序是：木生火、火生土、土生金、金生水、水生木。相生解释：木可以燃火，叫作木生火；火可以燃烧成灰，叫作火生土；土石可以埋藏金属，叫作土生金；金属可以熔化成液体，叫作金生水；水可以浇灌树木，叫作水生木。五行相克的次序是：木克土、土克水、水克火、火克金、金克木。相克解释：树木要从土中吸取营养成分，叫作相克；土可以"水来土掩"，叫作土克水；水可以灭火，叫作水克火；火可以把金属熔化，叫作火克金；金可以制成工具砍伐树木，叫作金克木。依次相生相克，如环无端，生化

5

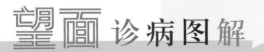
不息，维持着事物之间的动态平衡。可参见五行相生相克示意图（图1-1），

图外箭头为相生，图内箭头为相克。

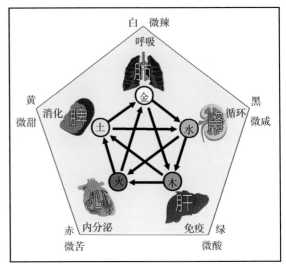

图 1-1　五行相生相克示意图

　　五行生克规律揭示了五脏之间相生相克的规律，说明了某一脏与其他四脏的关系，如肝脏，"生我"者为肾，"我生"者为心，"克我"者为肺，"我克"者为脾。不仅如此，五行生克规律还能指导诊断和确定治疗用药。如胃病病人属于土病，若兼有泛酸，就属于肝木犯胃（土）的病症。又如肝病可以传脾，因此，在治疗肝病时，可先补脾（土），以防传变。

　　有关阴阳五行学说，读者可以详看高等医药院校教材《中医基础理论》进行系统学习。

三、内分泌简述

　　内分泌系统是人体神经系统以外的另一重要的调节系统，是由下丘脑、脑垂体、甲状腺、肾上腺、胸腺、松果体、胰腺体和性腺等组成。它的作用方式为体液调节，主要功能是调节机体的新陈代谢、生长发育和对外界环境的适应，内分泌功能的过盛或降低均可引起机体的功能紊乱。我们常常可以见到某人去医院看痤疮、黄褐斑等疾病，经常听到医生告诉患者说，是内分泌失调或内分泌紊乱造成之类的话。而患者往往不知道什么是内分泌。其实，人的心理压力、情绪波动、饮食不当或用药不当等均可引起脏腑不协调而导致内分泌功能紊乱。

　　内分泌腺又称无管腺，是不具有导管的分泌腺。在结构上肉眼可见的内分泌器官，其分泌物称为激素，直接输送入血液或淋巴，因其对自然状态的分泌物不能直接收到，所以称为内分泌腺。

图 1-2 为人体一些重要的内分泌腺的形态和位置分布。

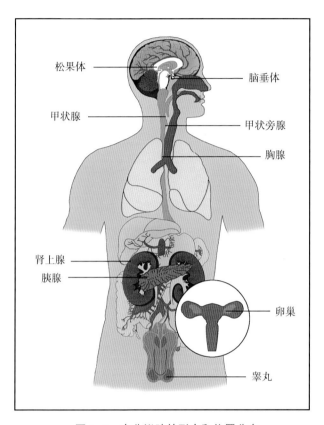

图 1-2　内分泌腺的形态和位置分布

　　内分泌代谢系统常见疾病包括下丘脑—垂体疾病、松果体疾病、甲状腺疾病、肾上腺疾病、男性性腺疾病、女性性腺疾病、糖尿病、高脂血症、肥胖症、高尿酸血症等。引起这些疾病的原因是由于激素的过度分泌和分泌减少，也可能是由于某种激素的利用困难。如甲状腺激素分泌增多，可发生甲状腺功能亢进，表现为食欲亢进、烦热、心动过速、汗出、消瘦等。甲状腺激素分泌不足，可发生甲状腺功能减退，表现为食欲减退、畏寒、心动过缓、水肿、便秘等。又如胰高血糖素增多，胰岛素分泌或利用不足，可引起高血糖，出现多饮、多食、多尿和消瘦等糖尿病典型症状，当胰岛素和胰高血糖素分泌达到平衡时，则血糖可维持正常。

第二章　望眼、望眉诊病法

《黄帝内经》曰："五脏六腑之精气皆注于目。"肝开窍于目。目（眼）的营养主要是肝血的供应。神光的产生主要是肾精的上承。《素问·宣明五气篇》曰："肝为泪。"泪有濡润眼睛、保护眼睛之功能。

意大利著名的艺术家达·芬奇论目说："眼睛是心灵的窗户。"

明代医学家万密斋论目曰："目者，神之舍也。"

清代医学家周学海论目曰："凡病虽剧，而两眼有神，顾盼灵活者，吉。"上工知相五色于目，因视目之五色，以知五脏而决生死。神乃精之苗，精壮则神清，神清则目秀。

世界卫生组织论说："只有眼睛明亮，反应敏捷才能称之为健康。"现代医学认为，眼睛实际上是大脑的延伸，人的眼睛有上百万根神经同大脑相连。故眼是大脑获取外界信息的一条重要途径，是大脑情绪和大脑思维活动的反映，同时，也是反映人体疾病的窗户。比如，人在看有趣的东西或兴奋时，瞳孔也会扩大，而看丑陋的东西或可怕的东西时，瞳孔会缩小。头痛时双目闭住，用大拇指压双眼向头内按时，头痛有加重感觉为脑瘤信号，属条件反射之表现。双眼胀痛属气血虚弱之现象。

综上所述，眼睛的确可以反映人体内脏或器官的病变，眼睛也是人体脏腑的反射区，如果人体哪些脏腑或器官有病变，就会在眼睛上所对应的区域显示出来。眼与脏腑的对应关系见图2-1。

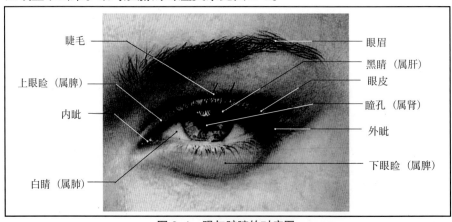

　　睫毛　　　　　　　　　　　眼眉
　　　　　　　　　　　　　　　黑睛（属肝）
上眼睑（属脾）　　　　　　　　眼皮
　　　　　　　　　　　　　　　瞳孔（属肾）
　　内眦　　　　　　　　　　　外眦
　　　　　　　　　　　　　　　下眼睑（属脾）
白睛（属肺）

图2-1　眼与脏腑的对应图

一、望眼诊病法

▶▶1. 双目大小不一明显者（图2-2），提示此人有家族性脑血管病史。建议此人进入50岁之后要积极防治脑血栓、脑出血发生，应戒烟禁酒，勿过分劳累，保持心情开朗，控制情绪波动。一目是单眼皮，一目是双眼皮（图2-3），提示此人有家族遗传性脑出血史。建议进入45岁后预防高血压，禁烟酒，忌大怒、大便干燥，以免诱发脑出血发生。

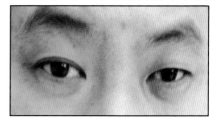

图2-2 双目大小不一

▶▶2. 白睛出现黄色斑片者（图2-4），目黑睛一周呈灰浅蓝色圈者（图2-5），均提示脑动脉硬化信号。

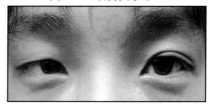

图2-3 一目单眼皮，一目双眼皮

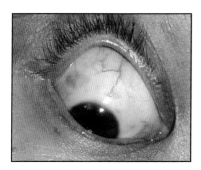

图2-4 白睛有黄斑

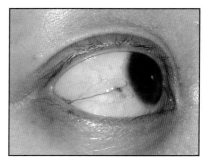

图2-5 黑睛有灰蓝色圈

9§

▶▶3. 眼睛外眦有粗大血管弯曲，色深（图2-6），提示眩晕、失眠、心律不齐信号。

▶▶4. 眼睛上部如钟表12点处，有向黑睛方向的弯曲血管（图2-7），提示颈椎病肩周炎信号。

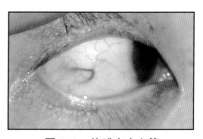

图2-6 外眦有大血管

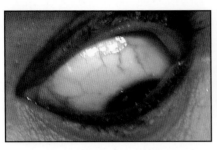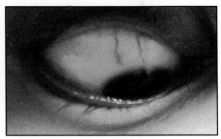

2-7　眼睛上部有弯曲血管

▶▶5. 双目黑睛有紫色斑块出现，一目明显无力睁大，提示实质性短期脑出血史，色素斑在左眼，反映出血病灶在左脑，在右眼，反映原出血点在右脑（图2-8）。A图为52岁男性患者脑出血28天后，当时出血量为8毫升。B图为61岁男性患者出血45天后，当时出血量为12毫升。两位患者均为右脑枕叶出血史。

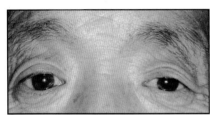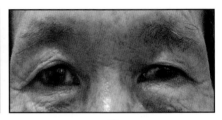

A　　　　　　　　　　　　　　　B

图2-8　黑睛有紫色斑块

▶▶6. 目靠鼻梁内侧白睛有两条（图2-9），或一条波浪状毛细血管走向黑睛方向（图2-10），提示颈椎增生、眩晕信号。

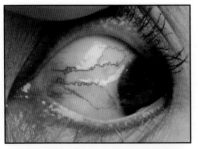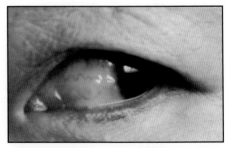

图2-9　有多条波浪状血管走向黑睛　　　图2-10　眼内眦上方有一条弯曲状血管

►►7. 目上方如钟表 12 点处有毛细血管走向黑睛方向（图 2-11），且末端似火柴头样子（图 2-12），提示此人头部或身体某部位有受伤史。

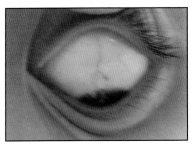

图 2-11　目上方有血管走向黑睛

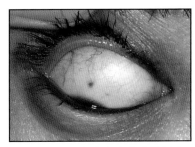

图 2-12　目上方有火柴头样黑点

►►8. 目黑睛上方有两条平行的毛细血管直捣黑睛方向（图 2-13），提示肩颈关节炎信号。

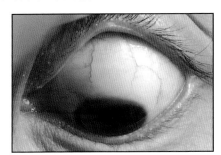

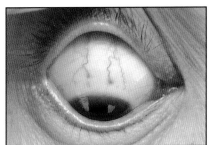

图 2-13　黑睛上方有两条平行的血管

►►9. 目正下方似钟表 6 点处有向上发展的毛细血管走向黑睛（图 2-14），或末端有火柴头样黑点，均提示慢性胃炎，若血管短时间内发红（图 2-15），为慢性胃炎急性发作。临床诊断胃病时须知：一是胃伤则饮食不化而厌食欲吐。二是脾伤则大便泄泻而四肢困倦乏力。

11

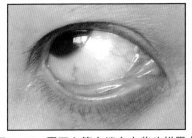

图 2-14　胃区血管末端有火柴头样黑点

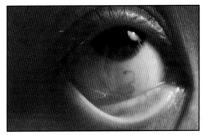

图 2-15　走向黑睛的血管发红

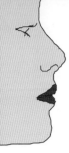
►►10. 目白睛下方正中似钟表 6 点处有向上怒张的红色血管（图 2-16），为胃及十二指肠球部溃疡严重。目下方有两条向上血管，末端为火柴头样（图 2-17），提示胃癌信号，此患者为男性 75 岁，胃癌。

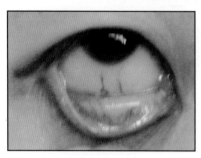
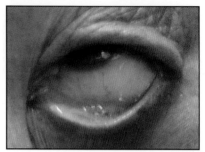

图 2-16　目下方有两条向上怒张的　　　图 2-17　目下方有两条血管，末端为
　　　　　红色血管　　　　　　　　　　　　　　　火柴头样

►►11. 目上方如钟表 12 点处，白睛处有"U"形毛细血管扩张者（图 2-18），为肠、胃、肝有恶变病信号。若目下方正中似钟表 6 点处有"弓"形毛细血管者（图 2-19），为萎缩性胃炎信号。

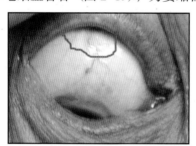
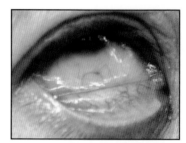

图 2-18　目上方白睛有"U"形血管　　　图 2-19　目下方有"弓"形血管

►►12. 目上方有"一"字形毛细血管扩张者（图 2-20），提示肠、胃、肝有恶变病信号。

►►13. 目白睛上方有一条斜行的毛细血管扩张者，且末端似火柴头样（图 2-21A），提示肩、腰部有受伤史信号。图 2-21B 中患者为右肩上方骨折史。

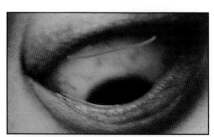

图 2-20　白睛有"一"字形血管

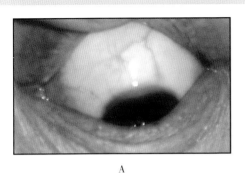

A

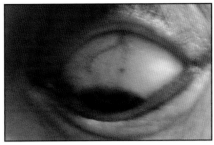

B

图 2-21　目上方毛细血管扩张

▶▶14. 目白睛外侧上方有深色的钩状或螺旋状血管走向黑睛方向（图 2-22），提示子宫肌瘤信号。

▶▶15. 双目周围发黄（图 2-23），提示此人因休息不好而引起。

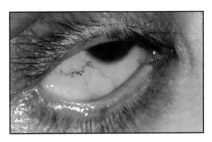

图 2-22　目外侧有异样的血管

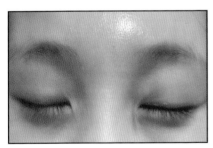

图 2-23　双目周围发黄

▶▶16. 黑睛边沿如钟表 7 点处有一点状凹陷者（图 2-24），提示慢性阑尾炎信号。

▶▶17. 男性眼外眦三角区有较深的弯曲状血管（图 2-25），提示前列腺炎信号。

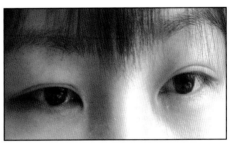

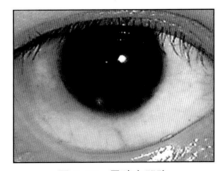

图 2-24　黑睛有凹陷

13 §

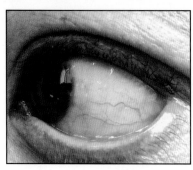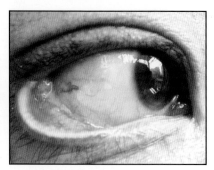

图 2-25　三角区有明显的弯曲状血管

▶▶18. 儿童或成人双目频频眨动不能自主，眼外观无异常，为眼干燥症。属脾虚不运，则目失所养而致视物昏暗。笔者临床经验：治疗宜用健脾补气生血方，如中成药归脾丸，也可以口服西药维生素 A 丸。

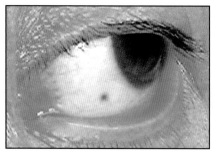

▶▶19. 儿童白睛出现蓝色、灰色或黑色斑点（图 2-26），或双目下睑内黏膜面上有白色小点者，提示患有寄生虫病信号。

图 2-26　白睛（巩膜）出现蓝色斑点

▶▶20. 目白睛内侧有一条毛细血管走向黑睛方向（图 2-27），提示腹股沟急性淋巴结炎。若有两三条不规律毛细血管走向黑睛方向（图 2-28），提示患有慢性腋窝下淋巴结炎或淋巴结核。

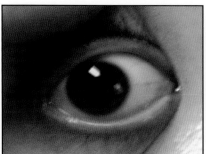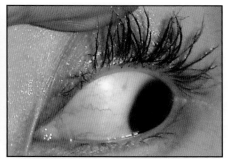

图 2-27　有一条血管走向黑睛　　　图 2-28　有两三条血管走向黑睛

▶▶21. 目下眼睑内膜苍白色（图2-29），提示贫血信号。双目白睛呈浅蓝色者（图2-30），提示缺铁性贫血信号。白睛呈浅蓝色，黑睛四周蓝色更明显（图2-31），手掌又有悉尼线（图2-32），提示白血病。

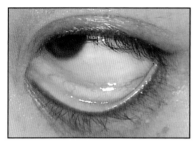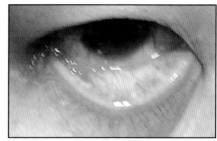

图2-29　目下睑内膜苍白色

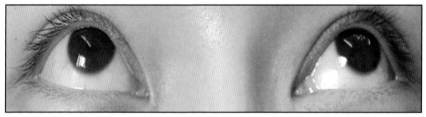

图2-30　双目白睛浅蓝色

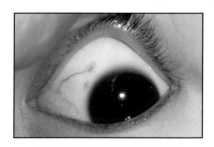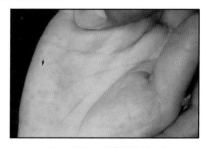

图2-31　黑睛四周蓝色明显　　　　　图2-32　手掌有悉尼线

▶▶22. 眼内眦呈粉红色或白色，晶状体混浊（图2-33），瞳孔扩大，女性提示月经错后。这里介绍月经时间到了而不来月经的食疗法：茄子切片半碗，用开水蒸熟后，再拌入大蒜泥和酱油。每日1次，一般2日即可。

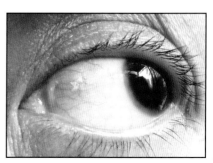

图2-33　内眦白色,晶状体混浊

▶▶23. 无论男女，目白睛钟表4～5点处有向上爬行的毛细血管或有分叉者（图2-34），均提示此人患有内痔已久。

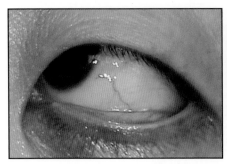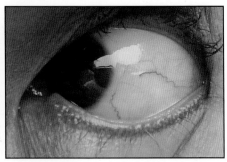

图2-34　白睛外下方分叉血管

§ 16

▶▶24. 目内侧白睛发淡红色，又有毛细血管从偏斜上方波浪状走向黑睛方向（图2-35），提示有颈椎病及顽固性便秘信号。

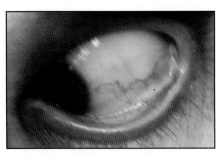

2-36　外眦充血,有螺旋状血管

2-35　目内眦波浪状血管

▶▶25. 目外侧白睛充血，并且有螺旋状血管走向黑睛方向（图2-36），为焦虑症、强迫症信号。

▶▶26. 目内侧有明显胬肉伸延向黑睛方向，肉质黄白色（图2-37），提示肝郁气滞，常有失眠、烦躁、腹胀便秘、倦怠乏力。

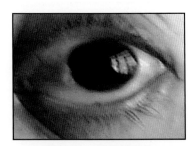

图2-37　眼角有胬肉

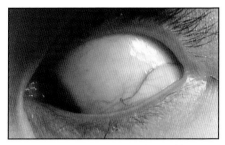

▶▶27.目外侧有钩状毛细血管伸延至黑睛方向（图2-38），提示心律不齐信号。

图2-38 目外侧有钩状血管

▶▶28.青年人下眼睑青黑色（图2-39），提示思虑过度及失眠信号。

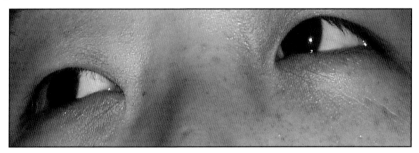

图2-39 下眼睑青黑色

▶▶29.双目呈黑眼圈者，俗称"熊猫眼"。短时间呈黑眼圈者，是一种病态，多属肾虚兼有血瘀的一种信号。若多年伴有黑眼圈者（图2-40），则不属于急性病症。长时间熬夜、贫血者都可以出现黑眼圈。黑眼圈是由于静脉充血量大而又回流不畅所引起的。可用食疗四君子：大葱、生姜、大蒜、洋葱。它们可以改善末梢血液循环，尤其是能使血管做"体操运动"的洋葱效果最佳。洋葱是唯一含有前列腺素的植物，并有降脂和活血的作用，有助于脑中风的防治。

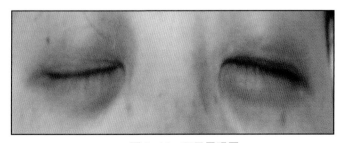

图2-40 双目黑眼圈

▶▶30. 眼周生有"麦粒肿"者（图2-41），属阳明胃经湿热上升，再兼外感风邪相合而成，一般发病7天内脓肿溃后消散而自愈。若反复发作者，服用抗生素就好，停药即可复发。这里介绍治疗习惯性麦粒肿、毛囊炎等小疮疖毒单验方：全蝎研末冲服，每日2次，每次3~5克。

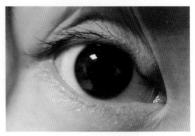

图2-41　麦粒肿

大多7天即愈。也可每日3次按剂量内服复合维生素C片，因其可以软化血管，增加血管弹性。

▶▶31.眼皮跳诊病法。有的人经常出现眼皮跳的症状，短时间内无论哪边眼皮在跳，均属脾胃病和精神紧张、压力大、疲劳所致。传统医学认为，上眼皮属胃，下眼皮属脾，白眼睛属肺，黑眼睛属肝，瞳孔属肾，两眦属心。若长时间眼皮跳动或有规律并逐渐加重跳动，切莫大意，应及时去医院神经内科检查。眼睛实际上是大脑的延伸，人的眼睛有成百上万根神经同大脑相连。眼皮长时间规律跳动，说明有某病灶压迫脑神经所致。笔者结合手诊先后诊断过两例长时间眼皮跳动的患者，经去医院证实，一位磁共振检查结果为脑肿瘤，一位CT扫描和磁共振检查诊断为右脑枕叶有小面积血管出血。

▶▶32.青壮年人平时眼屎多者（图2-42），多为胃热造成。多吃蔬菜白萝卜、莲藕或中药黄连、苦参之类即可。

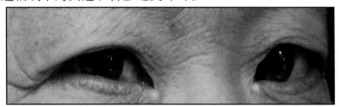

图2-42　眼屎多

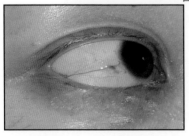

图2-43　目内眦青色

▶▶33. 目内眦青色（图2-43），为肝风内动，或有肝功能障碍所致。

▶▶34. 成年人若视野中突然出现有闪动的小暗点，提示患有贫血、偏头痛信号。应积极去医院神经内科医治。

▶▶35. 成年人黑睛下方有雾状灰色者（图2-44），提示此人因长期熬夜和大量吸烟所致。建议增加睡眠时间，戒烟，以免诱发脑血管疾病。

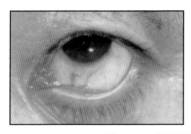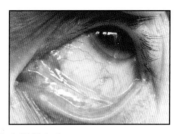

图2-44　黑睛下方有雾状灰色

▶▶36.青年女性以眼睑四周为主，波及颊部，生有坚实呈苍白色或黄色的粟粒大小的小丘疹，用针挑开丘疹尖，可压出白色坚硬如珍珠状小颗粒，患者无其他自觉症状，属皮肤病的粟丘疹（图2-45），又名白色痤疮。中医认为此病系由湿痰瘀积肤表所致。可服用复合维生素B片，B族维生素不但能护肝，还有燃烧脂肪、减肥的效果。

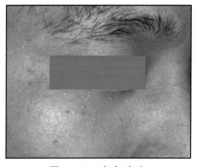

图2-45　白色痤疮

▶▶37. 双目下眼睑内鲜红色（图2-46），提示泌尿系统正患有感染。较肥胖的人进入50岁以后，内眦白睛生胬肉向黑睛方向发展（图2-47），日久渐厚，甚者盖过黑睛，掩及全眼球而失明。中医认为多因脾肺积热或心肺两经风热壅盛，经络瘀滞而发。临床治疗多采用钩割手术。

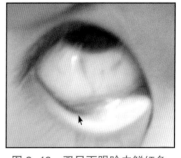

图2-46　双目下眼睑内鲜红色

19 §

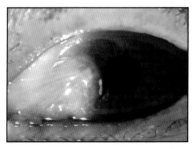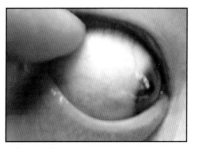

图2-47　胬肉向黑睛方向发展

▶▶38. 青年女性目呈深眼眶者（图 2-48），临床发现易患子宫肌瘤和卵巢囊肿，应积极预防发病。

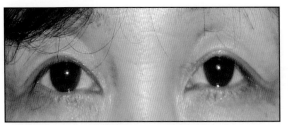

图 2-48　深眼眶者

▶▶39. 双目两侧白睛面有黄色带（图 2-49），提示消化不良。若白睛全发黄者（图 2-50），多为黄疸性肝炎所致。

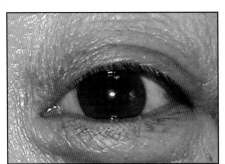

图 2-49　白睛有黄色带

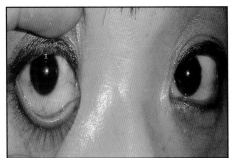

图 2-50　白睛发黄

▶▶40. 女性目内眦处生有凸起的肉结（图 2-51），提示乳腺增生信号。

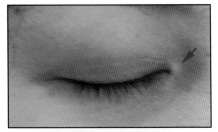

图 2-51　目内眦有肉结

▶▶41. 双目靠鼻梁上眼皮处均生有高出皮肤的黄色斑块增生物，称"睑黄瘤"，又称睑黄疣（图 2-52）。中老年人多见，尤其多见于患有肝胆疾病的女性，也可见于心血管病和高胆固醇血症者。

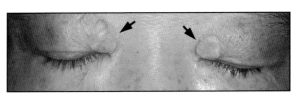

图 2-52　眼皮有黄色斑块增生

▶▶42. 一目自然无力睁大（图 2-53），提示血管性头痛正在发作期。

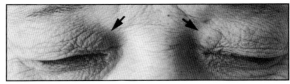

图 2-53　一目自然无力睁大

▶▶43. 目黑睛外下方，如钟表 4～
5 点钟处有一黑色沉着亮点（图 2-54），
提示患有肾盂肾炎或膀胱炎信号。

▶▶44. 上三白眼者，就是目黑睛
上侧露白睛，此类人小偷者最易多见。
在公共场合，小偷来回窜走，双目乱觇
而慢慢地形成了上三白眼。

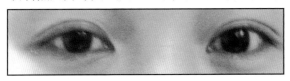

图 2-54　黑睛外下方有亮点

▶▶45. 下三白眼者，由于其人高
傲，好炫耀自满，渐渐地形成了目黑睛下方也露白睛，称下三白眼。

▶▶46. 双目黑睛明显多的人，其人性格一般稳重，善良聪明。而双目
黑睛明显少的人，其人性格易于急躁易怒。
工作上往往见异思迁，高者不成，低者不
就，此之谓也。

▶▶47. 青壮年男性目上方内侧有明显
的血管走向黑睛方向（图 2-55），为一侧睾
丸静脉曲张团，即临床表现患侧睾丸坠大。

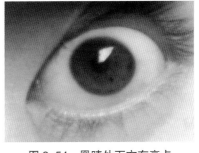

图 2-55　目内侧上方有明显的血管

21

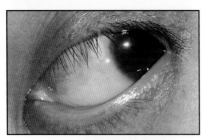

图 2-56　白睛有大面积黄斑

▶▶48. 目白睛有大面积发黄斑块（图 2-56），为肝损伤遗留史信号。

▶▶49. 青年女性，若出现双目黑睛和瞳孔色泽融为一色，几乎分不清楚黑睛与瞳孔边界线（图 2-57），建议应及时去医院检查有无卵巢囊肿。

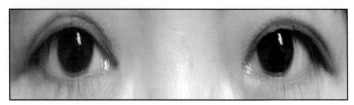

图 2-57　黑睛与瞳孔融为一色

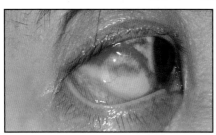

图 2-58　白睛突现血片

肛门内有蛲虫或体内有寄生虫。

▶▶52. 青年女性目外侧白睛下方向上生有血管者（图 2-60），提示子宫肌瘤信号。

▶▶50. 青壮年人目白睛突然出现出血斑片，为目衄（图 2-58），提示近期过度劳累。可口服中成药：十灰丸、归脾丸、防风通圣丸。

▶▶51. 小儿下眼睑内膜有白色小米粒大的小点（图 2-59），提示

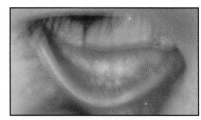

图 2-59　下眼睑有白色点状

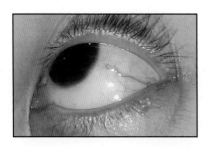

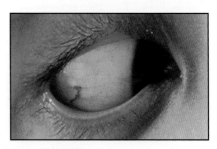

2-60　目外侧白睛下方向上生有血管

▶▶53. 双目黑睛四周有比黑睛更黑的黑环包裹（图2-61），提示此人关节炎较重。

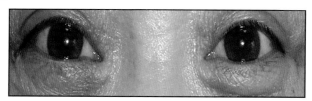

图 2-61　黑睛四周有黑环

▶▶54. 一目外侧白睛上方有弯曲血管走向黑睛方向（图2-62），提示应积极预防心脏病发生。此患者，女，43岁。

▶▶55. 双目黑睛近期变得更黑（图2-63），建议应积极去医院检查血糖，防止糖尿病发生。

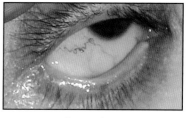

图 2-62　目外侧白睛上方有弯曲血管

▶▶56. 双目黑睛均向内视对眼，俗称斗鸡眼。正常人向前视时，双目黑睛应呈平视状态，而对眼和斜视视物时呈不平行交视或分开视，偏向鼻侧为内斜，偏向外侧为斜视。应及时在医生指导下练习纠正，不然，久而久之会形成斜视性弱视（图2-64）。下列方法有助于恢复，中成药：防风通圣丸；西药：维生素 B_1，每日2次，每次2片。坚持6个月可望治愈。

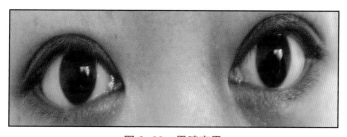

图 2-63　黑睛变黑

23

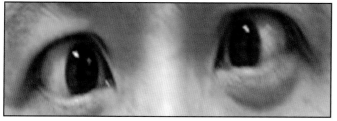

图 2-64　斜视性弱视

▶▶57. 双目黑睛四周有一圈黄色包裹黑睛（图2-65），有肝损伤史。

▶▶58. 儿童双目分开距离大者（图2-66），提示此小孩讲话老练，如，三四岁时讲话如七八岁儿童讲话一样老练，七八岁时同人交流时如同成人似的语言。读者可以观察电视屏幕上或小孩表演等节目时，可以验证，女孩扮演老太太十分逼真，男孩扮演老头子也很逗人，但随着年龄增长，可伴有心脏杂音。

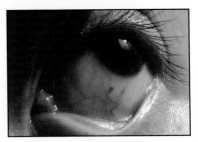

图2-65　黑睛四周有黄色包裹

▶▶59. 双目白睛毛细血管杂乱无章（图2-67），提示此人近期劳累过度所致。

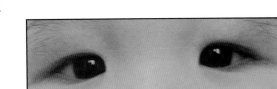

图2-66　儿童双目分开距离大

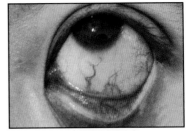

图2-67　毛细血管杂乱无章

▶▶60. 双目下眼睑青黑色（图2-68），为体内有痰湿信号。

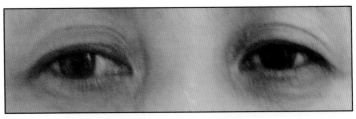

图2-68　下眼睑皮肤青黑色

▶▶61. 双目瞳孔变异者（图2-69），为脑肿瘤信号（男，17岁）。

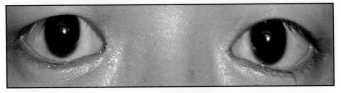

图2-69　瞳孔变异

▶▶62. 今年6月1日，来自青岛的高级营养师、国家高级按摩师刘艳英女士跟笔者在西安藻露堂中医医院门诊临床面诊手诊时，见一病人后问："此病人诉他近期双目赤痛而眼屎又多，泪多者，是什么原因引起的？"答：为心火肝火旺盛所致。医学家陆渊雷经验：用《伤寒论》的"茯苓桂枝白术甘草汤"加一味车前子，水煎熬服，效果十分理想。她又问："若一个人眼畏光不能睁大，用医院开的眼药膏不见效果为什么？"答：因肝火或眼内发热所致，中成药龙胆泻肝丸服之即可。她追问说："前几年报纸上讲龙胆泻肝丸有毒，不能用，为什么药店还在卖？"答：资料报道，因为在日伪时期南北道路不通了，厂家生产龙胆泻肝丸时就用"关木通"代替了原龙胆泻肝丸的"广木通"，延续了许多年，而关木通含有马兜铃酸，病人长期服用可致双肾衰竭乃至尿毒症。这最先是比利时人研究发现的，中国生产的中药减肥茶中有关木梗令比利时许多华侨吃了双肾萎缩。现在生产的龙胆泻肝丸已经不用关木通了。

二、望眉诊病法

▶▶1. 儿童睫毛过长（图2-70），提示体质差。若成年人短时间内睫毛增长（图2-71），并兼双手心发热和顽固性咳嗽，用药2个星期效果不明显者，应高度警惕肺结核病的发生。

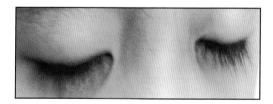

图2-70　儿童睫毛过长

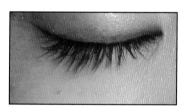

图2-71　成年人短时间内睫毛增长

▶▶2. 青年女性眉毛干燥者，多提示月经不调信号。男性多提示神经系统有病。血虚、贫血者也多见眉毛干燥（图2-72）。

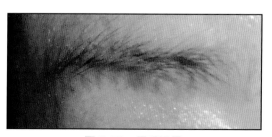

图2-72　眉毛干燥

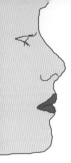
▶▶3. 老年人双眉毛变长（图 2-73），双手生命线虎口起点处有走向手背方向之延长细掌纹（图 2-74）为健康长寿之象征。若手生命线虎口起点有小岛纹之掌纹符号，提示此人属于不健康状态。应积极加强营养和体育运动健身。

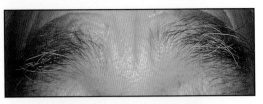

图 2-73　老年人双眉毛变长

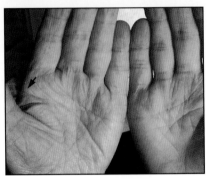

图 2-74　虎口有细掌纹

▶▶4. 无论男女，眉毛内生有黑色痣者（图 2-75），提示此人易患腰痛。临床调查发现，此类人青壮年时期多数性功能强。

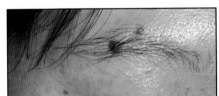
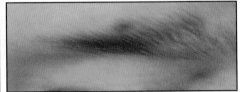

图 2-75　眉毛内生有黑痣

▶▶5. 双侧眉毛少而淡弱（图 2-76），提示此人易腰痛，性功能强。

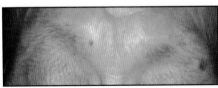
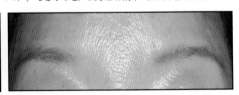

图 2-76　双侧眉毛少而淡弱

▶▶6. 凡眉毛外侧脱落者（图 2-77），为偏头痛及三叉神经痛所致。

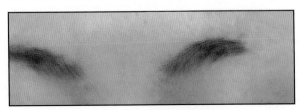

图 2-77　眉毛外侧脱落

►►7. 眉毛稀少可数（图 2-78），多提示脑肿瘤或其他病症引起的内分泌功能减退征兆。若一个人目内眦皮肤紫色或深红色，下眼皮上又生有黑痣者，提示此人情绪易波动，思想压力大。健康人眼眉毛浓密而黑（图2-79）。

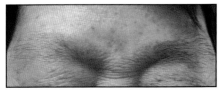

图 2-78　眉毛稀少可数

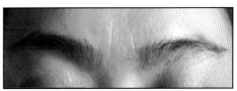

图 2-79　眉毛浓密而黑

►►8. 中青年人双目、双眉之间有明显的一条竖沟（图 2-80），提示此人善于思考，易患脾胃病。

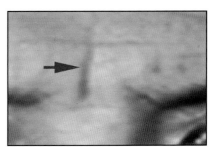

图 2-80　双目、双眉间有竖沟

►►9. 双侧眉毛稀疏，以外侧 1/3 处最明显，卷曲而折断，多见于长期失眠，属精血亏虚之表现。可口服中成药七宝美髯丹，也可多吃些谷类、豆类、坚果、动物肝脏等食物，使毛囊增多，促进新眉生长。

►►10. 女性描眉观性格。发乃血之余，精乃荣以须，气乃耀以眉，眉为双目之华盖，是一个人面孔之仪表。平时喜欢将眉毛画得粗而水平状，表示性格外向活泼，做事胆大坚强而体健。平时喜欢画眉如弯月向下者，表示性格多属内向，常常处于多愁善感而抑郁。平时喜欢画眉毛向上而弯，表示性格也属于外向型，做事讲话豪爽泼辣、性格刚强、有胆有勇气。平时喜欢画眉毛呈线状弓形者，临床发现，此类人做事说话比较谨慎认真、性格温和爱面子、体贴人，对自己的身心健康也特别关心在意。

►►11. 女性眉毛特别浓黑，提示此人可能肾上腺皮质功能亢进，应去医院检查。

►►12. 完全不长眉毛或眉毛稀、短，可能与内分泌失调或遗传有关，也可能是由于某些结缔组织疾病所致。

27

▶▶13. 青壮年人眉毛内生出一两根长寿毛者（图2-81）。相学称为大富大贵。其实，笔者多年临床反复验证和思考，认为此人因长期吃喝过度而伤肝肾所致，为肝损伤信号。

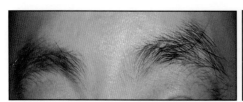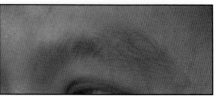

图2-81　眉毛内生出长寿毛

▶▶14. 一个人双侧眉毛形状如疙瘩眉样（图2-82），建议积极防止脑瘤发生。

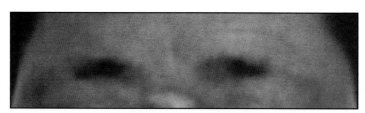

图2-82　双眉形状如疙瘩眉样

▶▶15. 小儿眉毛皮肤发红，为小儿烦躁夜啼所致。2010年12月7日下午，一小儿多日夜啼哭闹，父母抱着来门诊找笔者，见其眉毛处发红（图2-83A），笔者告诉说孩子多日夜啼哭闹，其父母说就是就是，小儿多日哭闹，肚脐都挣得鼓起老高，用下方1次，小儿就不夜啼哭闹了，用3次后肚脐也恢复正常了。10天后父母发来病愈照片，见图2-83B。

方药：肉桂、五倍子、蝉蜕各10克，共研细末，调成饼状外敷肚脐，分3次用。此方适用于各种小儿夜啼。此病乃小儿腹内有寒所致。

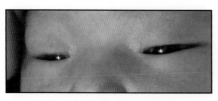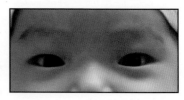

A　　　　　　　　　B

图2-83　小儿夜啼所致眉毛皮肤发红，治疗前后对比

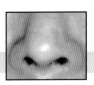

第三章　望鼻诊病法

鼻，位于面部中央，为一面之本，上顶额头（天庭），下通于口，是呼吸道的起始部分。上窄部突起于两目之间为鼻根，向下前延成为鼻梁，下端最为突出的部分为鼻尖，鼻尖两侧略呈弧形隆突的部分为鼻翼，外鼻下方的一对开口是鼻腔的前口叫鼻孔。见图 3-1、图 3-2。

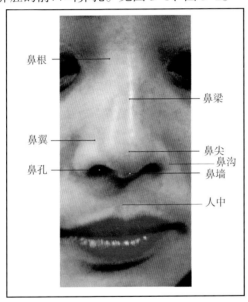

鼻根

鼻梁

鼻翼

鼻尖

鼻孔

鼻沟

鼻墙

人中

图 3-1　鼻子示意图 1

鼻者，其形属土。形之始也，气之门户也，肺之灵苗也。肺实则鼻塞，肺虚则鼻通。鼻是人面中央最高的部位，是一个未被遮苦的三维锥体，它的外形对称与否对一个人面部轮廓的协调至关重要。民间常说，鼻大之人讲义气，有写作天赋，讲话有感召力。其实，它来源于《礼记·曲礼》一书："胎儿在母腹时，鼻子最先成形，奋勇独前，有似于仗义侠士。所以，鼻大之人必好义。"我们常常可以见到有人当别人发问说话时，习惯用自己手指指着自己的鼻子回答说："是我。"有趣的是不指面部其他部位，而专指鼻子。可见鼻子对一个人的重要性。正常情况下，鼻子的标准长度为整个颜面的 1/3。鼻根平满，鼻梁端正高挺不偏歪，鼻头尖，鼻翼圆大标准，鼻孔不外露，整个鼻部色泽红润。

29

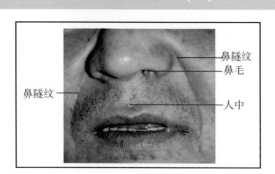

图 3-2　鼻子示意图 2

鼻隧纹
鼻毛
人中
鼻隧纹

一、望鼻外形、色泽诊病法

　　望鼻外形、色泽诊病法就是通过望鼻之外形、色泽变化来诊断疾病的简易望诊法。笔者在总结有关古医书的记载后，结合多年临床验证，提出鼻部也同手掌一样，蕴藏着一个人体健康投影屏幕，也是人体全息反射区。一般来说，鼻正直，呼吸通畅，表示肺气充盛而身体健康，能长寿。

　　▶▶1. 鼻尖出现紫蓝色或鼻尖突然发肿（图 3-3），提示心脏疾患信号。此患者有家族性心脏病遗传倾向。也可参见其手部变化，双手大拇指白色月眉一小一无，指甲皮囊发红而肿（图 3-4）；双手手背静脉血管浮露明显者（图 3-5），均提示先天性心脏病信号。

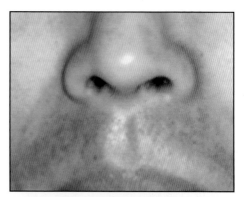

图 3-3　鼻尖突然发肿

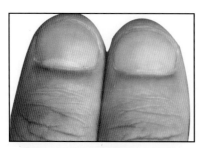

图 3-4　指甲皮囊发红、发肿

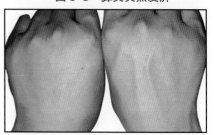

图 3-5　手背静脉血管浮露明显

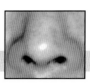

▶▶2. 鼻塞日久者，若受外感时鼻有痛感者，属慢性鼻炎急性发作。《圣济总录》曰："肺感风冷，则为清涕，为息肉。为不闻香臭，肺实热，则为疮为痛。"

▶▶3. 鼻子上出现有肿块，提示胰腺或肾有疾患信号。"肺主气，司呼吸，肾为气之根，主纳气"气体出入于鼻窍。名医薛氏治小便不通，憋急难忍，取嚏得通。肺气一时散损，肾气散泄，薛氏知其医理，而行乎其治见其速效。

▶▶4. 鼻子短时间发硬，提示脑动脉硬化先兆或胆固醇太高，心脏脂肪积累太多。

▶▶5. 鼻尖发硬，提示肝硬化先兆（鼻尖发肿、鼻尖发硬、鼻子上出现肿块、整个鼻子发硬，这是 4 种不同的症状，请读者加以区别，勿混淆）。

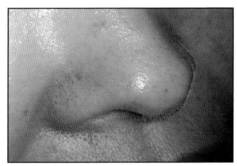

图 3-6　鼻翼薄

▶▶7. 双鼻孔大而引人注目（图3-7），提示此人体质差，易患感冒、慢性咽炎和支气管炎。读者还可参考掌纹进行诊断，三大主线均为链状（图 3-8）。

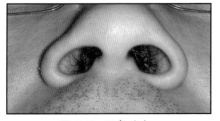

图 3-7　双鼻孔大

▶▶6. 鼻翼薄，讲话时易扇动者（图 3-6），提示此人性格急躁，遇事对人易动怒发火。临床女性最易多见。

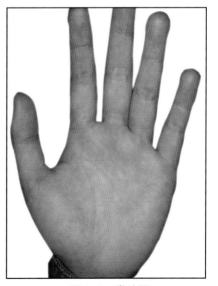

图 3-8　掌纹图

凡临床见双手掌三大主线均呈锁链状者，均提示此人从小易患呼吸道性疾病。

31

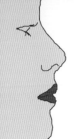

▶▶8. 双鼻孔无名原因瘙痒难忍，提示患有脑瘤或脑梗死倾向。

▶▶9. 鼻外形似胆囊状，鼻双侧面均出现淡黄绿色斑点者（图3-9），多提示胆囊疾病信号。胆病也常反映于鼻。《素问·气厥论》曰："胃移热于胆，亦曰食亦。胆移热于脑，则辛颏（音饿，鼻梁凹陷处）鼻渊，鼻渊者，浊涕下不止也，传为衄衊（音灭，指鼻出血）瞑目。"

▶▶10. 鼻子无外伤史，却引起自然慢慢偏歪者（图3-10），提示此人患有头痛。

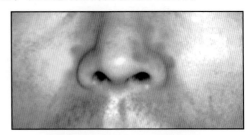

图 3-9　鼻侧有淡黄绿色斑点

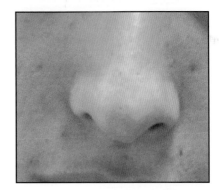

图 3-10　鼻子偏向左侧

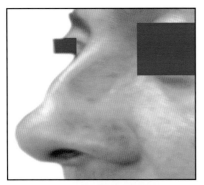

图 3-11　鼻梁中部偏歪

▶▶11. 鼻梁中部变歪者，提示此人脊椎或身体某部对应变曲（图3-11）。若一个人久病中，鼻变歪者，为危兆。

▶▶12. 双鼻孔一周发红色者，提示正患有肠炎（图3-12）。此患者颜面皮肤处于过敏中。

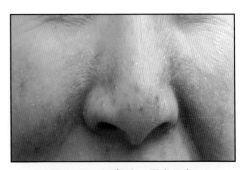

图 3-12　双鼻孔一周发红色

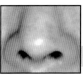

►►13. 鼻孔小者，提示此人易患呼吸道性疾病（图3-13）。

►►14. 骨乃精成，肉乃血就。天生鼻子短小肉少者，提示此人先天性体质就差，易患突发性心脏疾病和肺方面疾病。

►►15. 儿童受外邪感冒时，鼻翼扇动明显，为肺炎的典型症状。

►►16. 鼻色比颜面其他处色泽发黑色者，提示胃病正在发作。

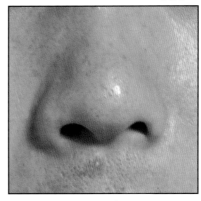

图3-13 鼻孔小

►►17. 若鼻梁上独立出现椭圆状黄褐色斑者（图3-14），提示此人患有胃疾，多提示胃下垂信号。若鼻梁一侧有青色斑块（图3-15），提示腰部受伤、腰痛。

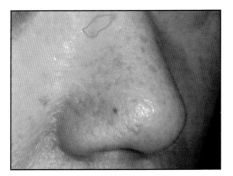

图3-14 鼻梁上有椭圆形黄褐色斑

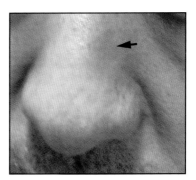

图3-15 鼻梁一侧有青块

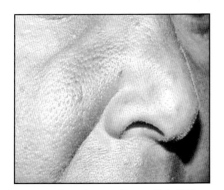

图3-16 鼻梁上出现红黄色片状

►►18. 若鼻梁上出现红黄色片状，并向两颧骨扩展，或稍高出皮肤者（图3-16），为系统性红斑狼疮。以女性多见。

33

▶▶19. 鼻子双侧发红，并且油腻而光亮（图3-17），常有皮屑，提示此人体内缺锌信号。

食疗方：常吃南瓜子即可。

▶▶20. 短时间鼻头色红，为脾肺两脏有实热信号。

▶▶21. 问：鼻大口小之人临床有什么信息？答：属中医五行中的土克水，提示此人易患脾胃与呼吸道方面疾病。

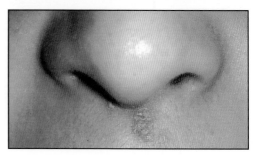

图3-17　鼻子油腻光亮

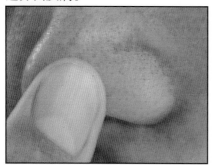

图3-18　鼻翼、鼻下发红

每月经期鼻翼发红色明显，为月经量多信号。

若为男性，则提示其体内脏腑因病出血信号。

▶▶22. 青年女性双鼻翼及鼻下同时发红色（图3-18），多提示此人闭经信号。

▶▶23. 青年女性双鼻翼浅红色，手指指甲甲床、耳三角区也出现红色（图3-19），提示此人正在月经期。若

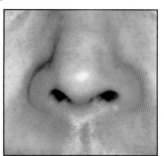

图3-19　鼻翼浅红色,指甲甲床红色

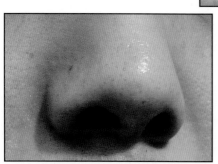

图3-20　鼻尖青色

▶▶24. 鼻尖突然间发青（图3-20），多腹痛严重发作。

▶▶25. 小儿鼻色苍白者，为脾虚消化不良。

▶▶26. 鼻子呈黑黄色发亮者，多为体内有瘀血信号。

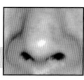

▶▶27. 无论男女，鼻孔、鼻尖处生有小疖子（图3-21，图3-22），提示近期肺胃积热，消化功能差。

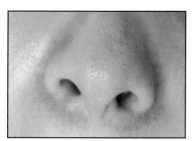

图3-21　鼻孔生疖

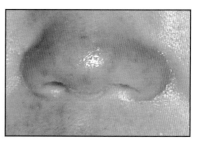

图3-22　鼻尖生疖

▶▶28. 双鼻孔清涕流者，提示肺受风寒感冒引起；双鼻孔黄色稠涕流者，提示风热、肺热性感冒。

▶▶29. 无论男女，若大便干燥时，多出现左侧鼻孔干燥作痒。《灵枢经》曰："肺合大肠，大肠者，传导之腑。"肺与大肠互为表里，肺所输布的津液可以下濡大肠，肺气正常并能帮助大肠的传导。肺又开窍于鼻。

▶▶30. 鼻涕常常带血，多见于鼻癌或鼻内部受伤。早晨起床后第一口痰中带血者，多提示鼻癌信号。

▶▶31. 鼻涕发臭味，多见于严重的萎缩性鼻炎。

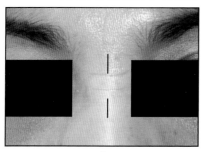

图3-23　鼻根有横纹

▶▶32. 青年人若鼻根处生有横纹者（图3-23），提示消化功能差，操劳过度，思想精神压力大。建议多唱歌，听音乐。中医认为，音乐可以醒脾。《周记》说："音乐可以劝人饮食。"若一个人鼻梁处有明显的横纹出现（图3-24），提示此人平时性格最爱追求完美，爱操劳，自信。

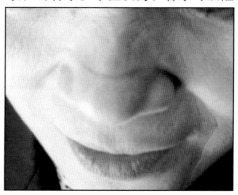

图3-24　鼻梁处有横纹

▶▶33.青少年夏季鼻易出血者，且出血色淡，多为脾不统血。可服中成药：归脾丸、十灰丸。非药物简易止血法：一是用细绳扎住鼻孔出血对侧的手中指近掌面的指节（图3-25）。二是将双足放入半盆热水中。三是给出血鼻侧耳孔内用口轻轻吹凉气。四是用冷湿毛巾频频敷额头。

▶▶34.久病之人，鼻孔突然发青褐色者，危兆。

▶▶35.鼻尖、双颧处均有红血丝者（图3-26），提示慢性支气管炎、支气管扩张。

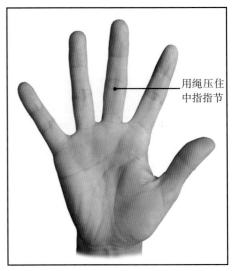

用绳压住中指指节

图3-25　扎住鼻出血对侧的手中指指节

§ 36

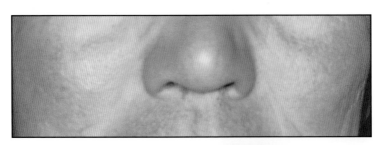

图3-26　鼻尖、双颧处有红血丝

▶▶36.双鼻孔过小，提示此人肺活量小（图3-27）。

▶▶37.若一个人鼻梁上方鼻根处呈平坦状（图3-28），此类人往往性格倔强，以女性最常见。

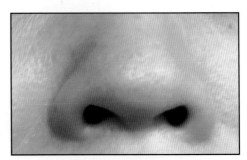

图3-27　双鼻孔过小

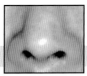

▶▶38. 若一个人鼻头宽并且前端呈齐头状（图3-29），临床多年经验证明，此人善于写作。

▶▶39. 若女性鼻翼上生有小黑痣者（图3-30），提示应防止乳腺增生发生。无论男女，鼻尖生有黑痣者（图3-31），临床证实其生殖器上大多存在对应痣。

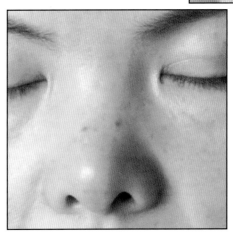

图 3-28 鼻根平坦

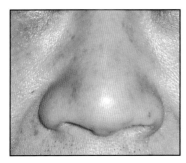 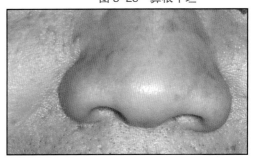

图 3-29 鼻头宽，前端齐头状

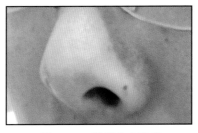

图 3-30 鼻翼生有黑痣

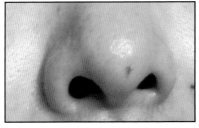 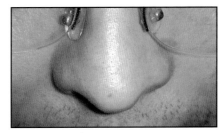

图 3-31 鼻尖有黑痣

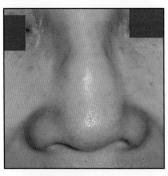

图 3-32　鼻子上下宽窄一样

▶▶40. 若鼻子上下几乎宽窄一样，俗称"狮子鼻"（图 3-32），提示此人性格开朗活泼，口才也好。相学称这类人有钱，纯属巧合而已，为无根据之谈。

▶▶41. 女性鼻子高挺无肉，相学称这类人老年时多孤独，临床证实此类人女性多为习惯性流产所致（图 3-33）。若为男性，临床证实此类人性格孤僻，不合群（图 3-34）。

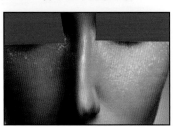

A

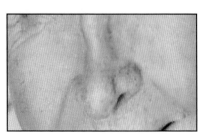

B

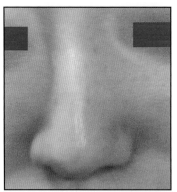

C

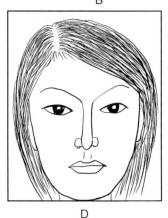

D

图 3-33　女性鼻子高挺无肉

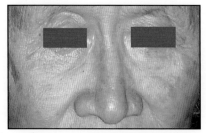

图 3-34　男性鼻子高挺无肉

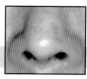

▶▶42.一个人鼻尖下盖状，正面看不到鼻孔（图3-35），健康长寿老人最常见，因鼻孔不外露冷风异物不易进入造成感染之故。若一个人双鼻孔外露者，提示此人易患咽、喉、鼻炎（图3-36），因冷风异物易入侵感染所致。古人有"鼻孔露膀胱露"之说。

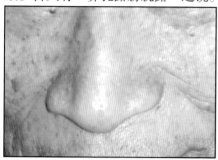

图3-35 正面看不到鼻孔

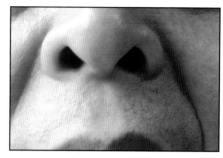

图3-36 鼻孔外露

▶▶43.青年人若鼻中部呈鼓起状（图3-37），为家族有肺癌遗传史。

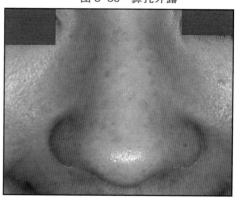

图3-37 鼻中部鼓起

二、望人中诊病法

人中，即鼻下和上口唇中间的竖形凹陷沟。标准人中约为本人的中指横等高长。《灵枢·五色篇》曰："面王以下者，膀胱子处也。"张介宾在《类经》第六卷"面王以下者，人中也，是为膀胱子处之应，子处，子宫也。凡人中平浅而无髭者多无子"。《形色外诊简摩》曰："人中内应脾胃，下应膀胱子户。"说明人中部位的色泽、形态等变化，可以诊断脾胃和生殖泌尿系统病变。临床上在人中针刺留针对妇科下腹部手术有麻醉的功效。对急性腰扭伤疼痛难忍者，笔者常常用泻法针刺人中，能取立竿见影之效。另外，人中也是人们急救昏厥者的常用穴位。人体有实用价值的全息元，都是经过历代

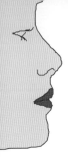

医学家在临床上大量实践后总结的结果，尤其是现代中外学者又进行了不同程度的大量临床研究。故，人中诊病是有据可循的，是科学的。

▶▶1. 无论男女，人中生小疖者（图3-38），提示胃火上炎。建议调解饮食，禁食生冷，勿过饥过饱。

▶▶2. 无论男女，人中生有一凸起的小米粒大小的红硬疹结（图3-39），较长时间不消退，提示尿路结石信号。尿路结石患者小指指甲面伴有白色斑块，结石大小同指甲面白色斑块大小成正比（图3-40）。另外，前列腺结石患者，手掌小指下掌面坤位并伴有褐色斑块。双手犹如戴手套一样感觉。

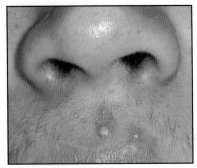

图3-38　人中生小疖

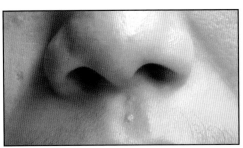

图3-39　人中有红硬疹结

▶▶3. 女性人中有不凸起的鲜红小星点者，如同过敏性紫癜斑点一样（图3-41），提示妇科患有恶变病信号。若女性人中有红肿小丘疹（图3-42），多提示子宫内也有对应的小肿物。

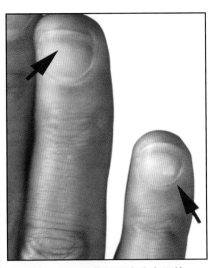

图3-40　小指甲面有白色斑块

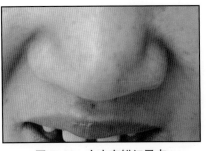

图3-41　人中有鲜红星点

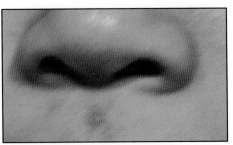

图3-42　人中有红肿丘疹

►► 4. 女性人中生有黑点状痣者（图3-43），提示易患妇科方面疾患。

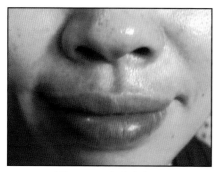

图3-44 人中高翘

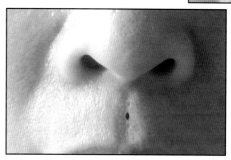

图3-43 人中有黑点状痣

►► 5. 上唇厚而人中高翘者（图3-44），提示女性性功能强，易患妇科炎症。

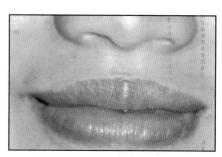

图3-45 人中极短

►► 6. 女性人中极短者（图3-45），提示易患妇科炎症。

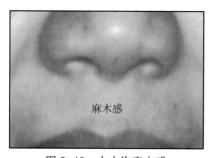

麻木感

图3-46 人中沟麻木感

►► 7. 女性人中沟一侧有麻木感者（图3-46），多提示子宫肌瘤信号。

►► 8. 若一个人患痢疾严重时，而且人中处发黑，提示危症。若男性在正常情况下突然间人中青黑色（图3-47）伴腰痛，多提示患有尿路结石病。

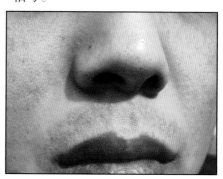

图3-47 人中青黑色

41

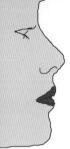
▶▶9. 女性人中呈圆形状（图 3-48）或人中下上唇处有明显凸出的"美人尖"肉者（图 3-49），提示性功能强。

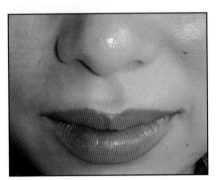

图 3-48　人中圆形

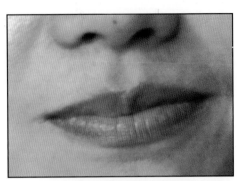

图 3-49　上唇尖有"美人尖"

§ 42

▶▶10. 女性人中呈梯形状者，即上窄下宽（图 3-50），提示此人子宫后倾，易患腰痛。

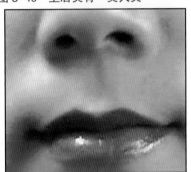

图 3-50　人中呈梯形

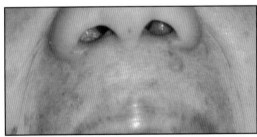

图 3-51　女性人中平浅

▶▶11. 女性人中平浅，几乎看不到人中（图 3-51），提示易患不孕症。

▶▶12. 女性人中旁生有明显黑痣者（图 3-52），提示易患妇科方面疾患，以妇科症瘕最易多见。此患者 30 岁，为反复发作性子宫肌瘤。

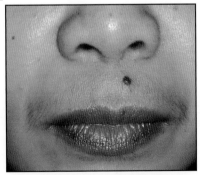

图 3-52　人中旁有黑痣

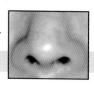

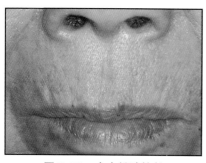

图 3-53　人中松弛拉长

▶▶13. 女性人中变得松弛拉长（图 3-53），提示子宫脱垂信号。体质差者和 50 岁以上的妇女多见。

▶▶14. 中年女性人中有明显的横纹穿过或"十"字纹（图 3-54，图 3-55），多提示此人操劳过度。

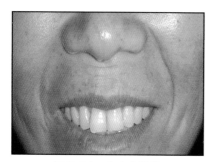

图 3-54　人中有横纹

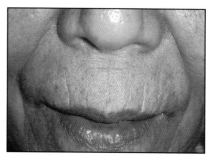

图 3-55　人中有"十"字纹

▶▶15. 青年女性人中短时间出现横纹（图 3-56），以新婚者多见。

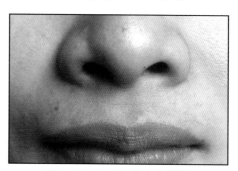

图 3-56　人中短期内有横纹

▶▶16. 男性人中短平（图 3-57），提示易患无精、精子成活率低下，阳痿、早泄以及性功能差。

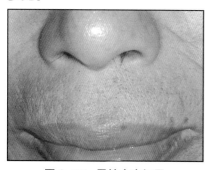

图 3-57　男性人中短平

43 §

食疗：南瓜子含锌丰富，可促进睾丸素的分泌，有助于增加男性精子数量和质量。维生素也有提高精子质量的作用。

▶▶17. 女性人中短平，多提示子宫发育不良。若女性乳房明显大小不一或发育过小，或乳头上翘，均提示生殖系统发育不良，易患不孕症。

▶▶18. 女性人中上下宽窄几乎一样，两侧棱边明显肥厚（图3-58），提示幼稚型子宫、先天性不孕症信号。

病例：女，39岁，郑州市人。参见右手掌纹图（图3-59），性线只有明显的一条，延到小指中垂线处。

有关望手诊病的内容，读者可以参见笔者编著的《赵理明望手诊大病》等拙著学习。

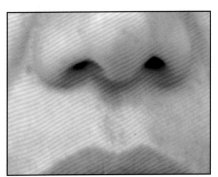

图3-58　人中棱边肥厚

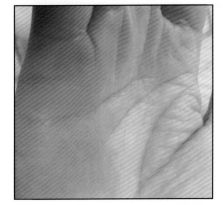

图3-59　性线延长到小指中垂线处

▶▶19. 青年女性人中好似一块肉贴在人中处，如图3-60，提示子宫发育不良，临床证实不孕症。

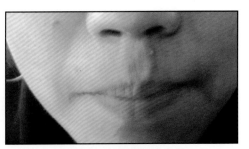

图3-60　人中有如贴肉样

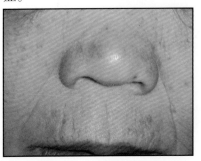

图3-61　人中有竖沟纹

▶▶20. 进入老年的女性，人中有明显的一条竖沟纹（图3-61），为子宫萎缩之迹。

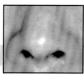

▶▶21. 女性人中有大面积起小丘陵状，且色泽不一致（图3-62），为妇科癌症信号。该患者75岁，医院确诊为卵巢癌症。见患者手指甲已经呈朽木色泽（图3-63）。

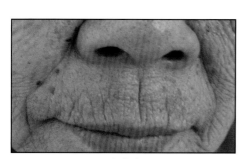

图3-62　人中有小丘陵状

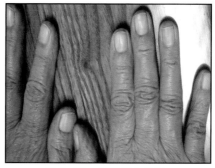

图3-63　指甲朽木色泽

▶▶22. 青年女性人中有小竖形状包（图3-64），为子宫肌瘤信号。该患者35岁，患子宫肌瘤，体积较大。

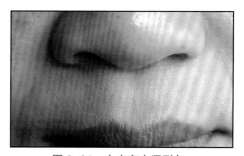

图3-64　人中有小竖形包

▶▶23. 青年女性人中中央有小圆形状包（图3-65），为多囊卵巢综合征。两位患者均为25岁。

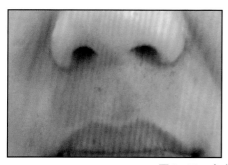

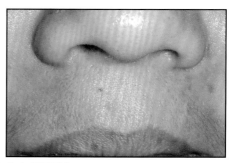

图3-65　人中中央有圆形包

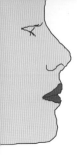
▶▶24. 女性人中有竖形萎缩疤痕样小包者（图3-66，该患者53岁）。或人中稍下方处有短竖形小沟纹者（图3-67），该患者39岁，以上均为子宫切除史之迹象。

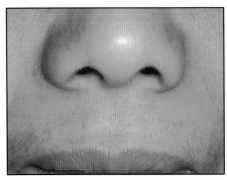
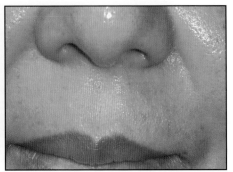

图3-66 人中有竖形萎缩疤痕样小包　　　图3-67 人中有短竖形小沟纹

三、望鼻隧纹诊病法

鼻隧纹俗称笑纹。就是一个人鼻两侧生出向下走到口两边的面部自然纹理。一般人在35岁之后会出现明显的鼻隧纹。《灵枢经·卷六师传第二十九》曰："鼻隧以长，以候大肠；唇厚，人中长，以候小肠。"就是说，鼻隧纹深长广阔，大肠的功能也正常；口唇厚，人中沟长得标准，小肠的吸收功能就好。

▶▶1. 两侧鼻隧纹紧逼口两侧而行者（图3-68），提示习惯性便秘信号。

▶▶2. 有一侧鼻隧纹呈断裂状者（图3-69），提示慢性肠炎或痔疮信号。这里提醒读者，一个人如果长期患腹泻，用药效果甚微，观其手掌近手腕处有一个"O"形岛纹明显，较大

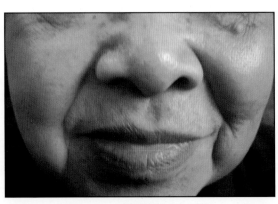

图3-68 鼻隧纹紧逼口两侧

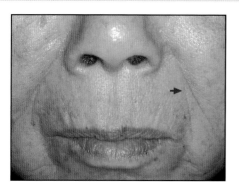
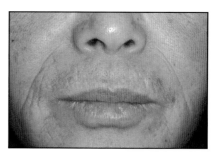

图 3-69　一侧鼻隧纹呈断裂状

（图 3-70），若"O"形符号发白色并凸起，患者千万不可大意，因为这是直肠囊肿或大肠肿瘤之信号，应积极去医院检查防治。这是笔者多年临床研究总结出来的。

　　有资料报道，大肠癌瘤各段占比例为：直肠 60%，乙状结肠 16%，盲肠 12%，升结肠 5%，降结肠 0，横结肠 4%，升结肠与横结肠弯曲处 3%。图 3-71 为人体大肠癌瘤比例示意图。

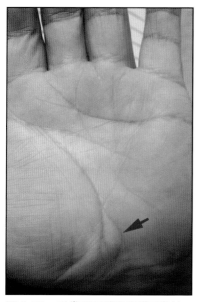

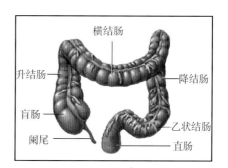

图 3-70　手掌近手腕处"O"形岛纹　　　图 3-71　大肠癌瘤比例示意图

47

►►3. 两侧鼻隧纹末端均走流进入口角，或有走向口角之倾向（图 3-72A），提示食管癌信号。

病例：女，66 岁。双条鼻隧纹末端走流入口角（图 3-72B）。

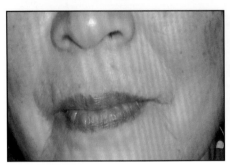
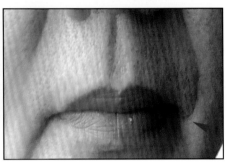

A B

图 3-72 双侧隧纹末端入口角

►►4. 鼻隧纹两侧深浅不一（图 3-73）、长短明显不一（图 3-74），提示有家族遗传性脑出血史。若一个人一侧鼻隧纹从半路生出无根，建议也应积极防治脑卒中发生。笔者认为，当人的身体健康时，要爱护它，重视它，留住它，活得幸福。切莫大意导致因病致贫，因病致残而悔之晚矣！脑出血有遗传倾向，发现疾病信号应早预防、早诊断。由于脑组织缺血、缺氧，就会频频地打哈欠，有 80% 的中风病人发病 5～10 天前有哈欠连连的临床表现信号。

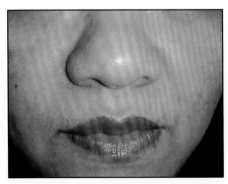
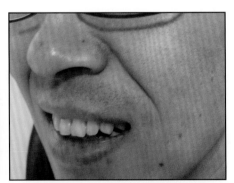

图 3-73 鼻隧纹深浅不一 图 3-74 鼻隧纹长短不一

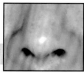

▶▶5.两侧鼻隧纹光滑明晰不间断、不分叉而广阔（图3-75）。两侧或一侧若出现双条平行为伍的鼻隧纹，均提示健康长寿之象征。

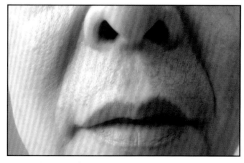

图 3-75　鼻隧纹光滑明晰不间断、不分叉而广阔

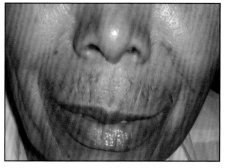

图 3-76　鼻隧纹过长包住嘴巴

▶▶6.单条或双条鼻隧纹过长而包住嘴巴（图3-76），提示此人形体消瘦，易患胃疾。但此类人大多工作顽强，吃苦性强，抗病能力强。

7.若鼻隧纹一边呈刀刻样加深（图3-77），为面神经麻痹所形成之痕迹。

8.鼻隧纹断裂分叉状（图3-78），一说明此类人有慢性结肠炎史，临床上平时不能吃凉食物或喝冷饮，只要腹内一受凉就易拉肚子。二说明此类人有关节炎史。

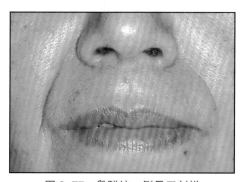

图 3-77　鼻隧纹一侧呈刀刻样

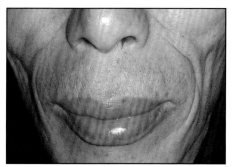

图 3-78　鼻隧纹断裂分叉状

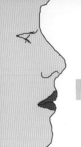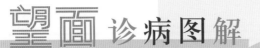

第四章　望口诊病法

陈抟说："口乃言语之门，饮食之具，万物造化之美，又为心之外户，赏罚之所出，是非之所会也，端厚不妄诞谓之口德，诽谤多言谓之口贼。"常言道，言从心出，祸从口出。西晋哲家傅玄说："病从口入，福从色败。"《灵枢·脉度》曰："脾气通于口，脾和则口能知五谷矣。"由此可见，口是人胃容纳五谷杂粮乃至肉欲之海口，是人们语言交际的第一工具，也是传播疾病的罪魁祸首，口对人的生存健康及发展至关重要。

一、味觉诊病法

1. 口苦：多为胆和肝热盛所致。可口服中成药龙胆泻肝丸两三天即可。

2. 口甜：多为脾胃功能失常所致。可口服中成药保和丸。

3. 口咸：多为肾虚寒所致。可口服中成药金匮肾气丸。金匮肾气丸治疗女性脚跟痛效果理想。

4. 口酸：多为肝胆之热侵脾或胃，有宿食所致。可口服中成药龙胆泻肝丸或大山楂丸。

5. 口香：如苹果腐烂味，多见于严重糖尿病。临床上糖尿病往往与高血压并发，导致心脏、脑血管、肾脏受损。健康应以预防为主，所以，狙击糖尿病要均衡饮食，把住嘴，多运动，少肥胖。

6. 口臭：多为便秘、劳郁所致。可口服中成药防风通圣丸。医学家喻嘉言说："防风通圣丸可多服，有和血益脾之功。"若口臭熏人，提示胃癌信号。若平时口臭或吃大蒜后口臭烦人时，可嚼口香糖或茶叶来缓解。

这里介绍两个简便方法除口臭：一是吃大蒜后口臭时可口含中药当归一两片即可；二是口臭时口含少许中药细辛可除。

7. 口辣：多为肺热壅盛或胃火上炎所致。可口服中成药三黄片。

8. 口淡：多为脾胃虚弱，运化失调。可口服中成药健脾丸。

9. 口涩：肠胃神经官能症或烦躁通宵失眠者，可口服中成药归脾丸或温胆丸。

10. 口黏腻不爽：多为脾有湿邪所致。

11. 口黏味臭：多为肝炎或肝硬化所致。

12. 口尿臭味：多为肾脏疾患所致。

13. 口腐烂味：多为牙床发炎所致。

14. 常唾口水：2012 年 6 月 25 日，在西安陕西公众营养师培训中心举办的手诊、面诊培训班上，本校李承博老师、优秀手诊学员程文杰、刘敏，分别提问说："有人喜欢唾唾沫，是什么原因引起的?"答：若一个人老爱唾口水，此为胃中虚寒，津液不能收摄致之，宜温胃。方用理中丸加益智仁温纳治之（党参 15 克，白术 15 克，干姜 10，炙甘草 10 克，益智仁 9 克）。

二、望口唇诊病法

口唇的毛细血管极为丰富，故其色泽与全身的气血是否充盈有关。

►►1. 口唇出现紫红色（图 4-1），属血分受瘀热所致。

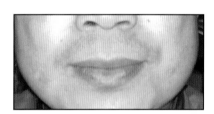

图 4-1　口唇紫红色

►►2. 男以精神显贵，女以血气荣华。女性上唇有一条白线沿唇边走行（图 4-2），多提示血虚、贫血信号。建议此人应查明原因，积极治疗。

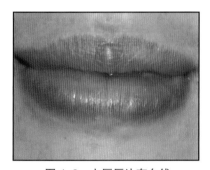

图 4-2　上唇唇边有白线

51

►►3. 男性口唇如涂了颜料样色红（图 4-3），提示此人易患呼吸系统疾患。若一个人刚刚手术后口唇发红，为缺氧所致。

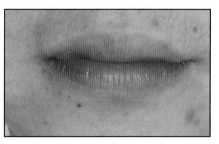

图 4-3　口唇如涂红颜料

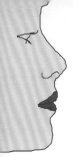
▶▶4. 口唇糜烂，为脾火、脾胃积热消化不良所致。传统医学认为，脾喜燥恶湿，开窍于口，其华在唇。若口唇内习惯性复发溃疡者，建议此人多听自己感兴趣的音乐，学唱歌。《史记·乐书》曰："音乐者，所以动荡血脉，流通精神。"音乐，可以醒脾开胃，其效果显著。

▶▶5. 口流涎液，多为脾胃不和所致。

▶▶6. 口唇紫蓝色（图4-4），多为心脏病信号。

▶▶7. 口唇青乌色（图4-5），属气血循环功能差。

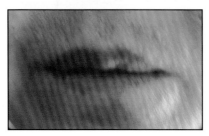

图4-4 口唇紫蓝色

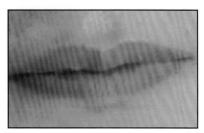

图4-5 口唇青乌色

▶▶8. 口唇干裂，属脾经有热所致。若口唇及口内发干，属外渴，可将中药葛根与天花粉加入复方中应用。若咽喉部位干燥，属内渴，可将中药麦冬与知母加入复方中应用。若饮酒后口唇和嗓子发干，为正常反应。

▶▶9. 下口唇内黏膜出现黑色斑点者（图4-6），属肠胃病较重，应防止其向恶化发展。

▶▶10. 口唇波及脸面出现雀斑样黑点者（图4-7），黑点常波及四肢（图4-8），是皮肤科的黑子病，为肠息肉所致。

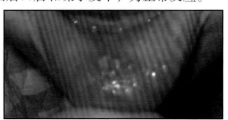

图4-6 下口唇内黏膜有黑色斑点

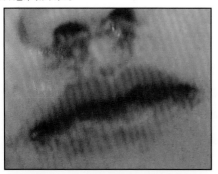

图4-7 口唇、脸面生有黑点

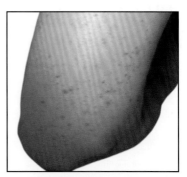

图4-8 四肢出现黑点

►►11. 小儿下口唇内黏膜出现小白色点者，多为肠道寄生虫所致（图4-9）。

►►12. 口唇出现深红色兼发干者（图4-10），属脾胃有内热。

►►13. 久病时，口唇突然间发黑者（图4-11），危症信号。

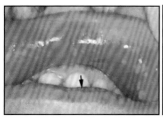
图4-9 下口唇黏膜有小白点

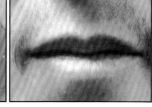
图4-10 口唇深红色

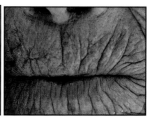
图4-11 口唇发黑

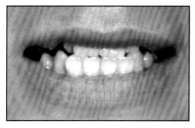
图4-12 上口唇褐色

►►14. 女性上口唇皮肤出现褐色明显者（图4-12），为体内湿痰或肾功能受损所致。

►►15. 口唇从儿童时期开始就干裂（图4-13），时好时坏，为先天性营养不良，临床口服干酵母片效果好。

►►16. 夏天口下唇起小疱溃烂者（图4-14），多为日光性唇炎。此病易复发。笔者多年从事中医临床皮肤科工作，此类患者手掌均有食指和中指缝与小指和无名指缝掌面处有弧形连线掌，手诊医学称其为过敏线（图4-15），此人易过敏，建议在强烈日光下外出活动时应采取遮阳措施。对顽固者临床可用庆大霉素注射液1～2毫升或维生素B_{12}注射液1毫升与地塞米松注射液1毫升混合后，用口腔科细

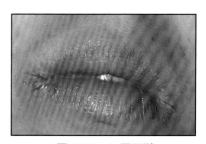
图4-13 口唇干裂

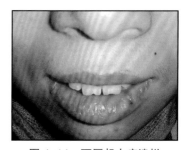
图4-14 下唇起小疱溃烂

53

长针头注射器从口唇一侧刺入，边进针边慢慢推药，严重者每30天注射一次。笔者临床多例验证，此方简便，费用低，临床效果持久。此方法需专业医生操作。

▶▶17. 口唇大而厚（图4-16），提示小肠吸收功能良好。《灵枢》曰："唇厚，人中长，以候小肠。"口唇大而唇薄者（图4-17），提示先天性脾胃消化功能差。

口的大小标准：以本人双目瞳孔向下做垂线，以口大小同双垂线宽度相等为标准。

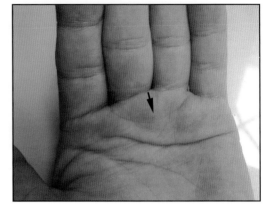

图4-15　过敏线

▶▶18.女性口小引人注目者（图4-18），提示此人骨盆也偏小，生孩子时剖宫产概率大。

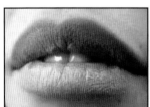
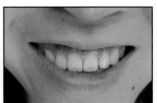
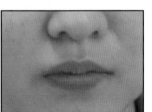

图4-16　口唇大而厚　　　图4-17　口唇大而薄　　　图4-18　女性口小者

▶▶19.男性口小引人注目者（图4-19），临床验证十有八九有包皮，易患包皮龟头炎，建议早手术切除为上策。

▶▶20.无论男女，上口唇比下口唇外突者（图4-20），或上口唇中央厚并上翻者（图4-21），均提示此人性功能强。

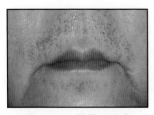
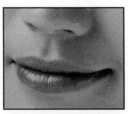
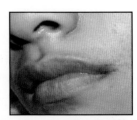

图4-19　男性口小者　　　图4-20　上口唇外突　　图4-21　上口唇中央厚并上翻

▶▶21. 中老年人某段时间内自然闭口时上、下口唇无意合成一个包形状者（图4-22），似乎在有意用力闭口，提示有患脑出血的危险。建议应多休息，勿熬夜劳累，禁酒，忌动怒发火，防止大便干燥。应积极补充维生素C，可口服复合维生素C片或吃活血和能软化血管的食物。

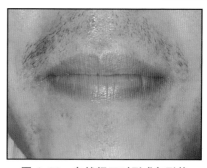

图4-22　自然闭口时形成包形状

▶▶22. 自然闭口时，口呈"一"字形紧闭者（图4-23），多为外痔引起疼痛难忍。外痔为脊神经所辖，所以有痛感，内痔通自主神经，所以常常不感到疼痛。

这里介绍外痔发作脱出肛门口疼痛难忍时自我简易疗法：先将痔核肛门部位用温水洗净，再侧卧后用红霉素等润

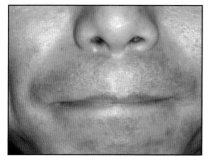

图4-23　自然闭口时，呈"一"字形

滑剂软膏涂于痔核面上，用戴医用胶皮手套的手指轻轻按摩送入肛门内；然后用约6厘米宽的纱布（也可用卫生纸代替）缠成直径3厘米左右的硬布（纸）棒，横面堵住肛门口使痔核无法脱出，用胶布两三条向背部和小腹部上提固定。此方法止痛迅速，恢复快。

▶▶23. 口角或唇部发白者（图4-24），为白癜风，此类型白癜风可波及至肚脐（图4-25）、双手和全身。此病具有夏秋发病快、冬春不扩大之特点。中医辨证论治宜用清热除湿法。内服中药方剂：苦参10克，桑葚30克，紫丹参30克，女贞子15克，旱莲草20克，白蒺藜30克，红花10克，甘草10克。水煎后早、晚分服。14日为一疗程。若皮肤上出现小面积

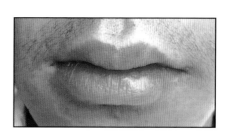

图4-24　口角部位白癜风

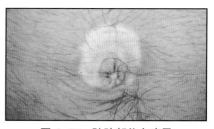

图4-25　肚脐部位白癜风

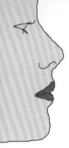

或圆形白色皮损，中央有一颗黑痣者（图4-26），现代医学称为离心性后天性白斑病。

▶▶24. 上口唇内系带上出现褐色斑点者（图4-27），或眼睫毛也变长了，提示此人患严重的肺结核病。

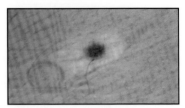

图4-26　离心性后天性白斑

▶▶25. 上口唇内系带上出现小肉结赘生物（图4-28），提示痔疮疾患。小肉结在系带左侧者（图4-29），提示痔核在患者肛门左侧。系带在右侧者

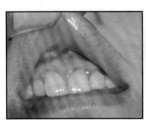

图4-27　上口唇内系带上有褐色斑点

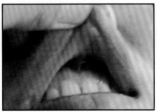

图4-28　上口唇内系带有白色小肉结

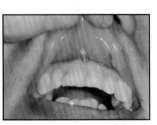

图4-29　小肉结在系带左侧

（图4-30），提示痔核在患者肛门右侧。若小肉结在系带中央部位处，提示痔核在患者仰卧时肛门的正上方，如钟表12点位置处。若系带肉结红肿而大（图4-31），提示此人痔疮正在发作期。

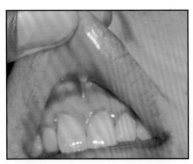

图4-30　小肉结在系带右侧

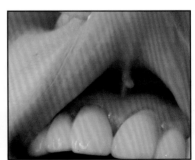

图4-31　系带肉结红肿而大

▶▶26. 女性讲话时头向一边歪，或有时偶尔口向一边扯（图4-32），均提示有乳腺增生信号。

▶▶27. 闭口时双口角下垂者（图4-33），临床发现此类人善思易虑，易患脾胃病。《内经》曰："思出于心，而脾应之。"

▶▶28. 脸面是心态的标志。闭口时口角略上翘之人（图4-34），性格开朗活泼。

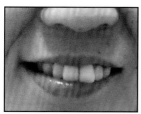

图4-32　说话时口向一
　　　　边扯

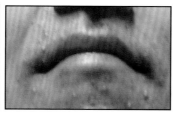

图4-33　口角下垂

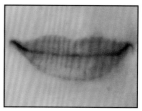

图4-34　口角上翘

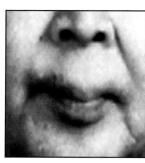

图4-35　口角稍向一侧上斜

▶▶29. 若一个人自幼年口角就微微地稍向一侧上斜者（图4-35），此类人善辩，喜欢计谋性的工作，但易患心脏方面疾病。

▶▶30. 久病时突然间口不能闭者，属脾阳绝，危兆。

▶▶31. 口唇作痒有肿胀干裂兼痛者，为胃火上炎，宜用中成药黄连上清丸之类治疗。若口唇有麻木感，饮食又口淡无味，食欲减退，提示胰腺功能有障碍。

▶▶32. 青年女性因文唇过敏，口唇干裂或肿胀渗液（图4-36）。临床采用抗生素治疗难于收效时，笔者常用治疗痔疮外用的九华膏外涂，均1周左右治愈。笔者经验原载2004年2月12日《中国中医药报》。

▶▶33. 口虽流涎不止，但口发热喜饮水，为胃火所致。若小儿流涎可用中药生白术适量研末，加水拌适量糖放入碗中，在锅内蒸后待温口服，每日3次，每次3克左右，一般7天可愈。

▶▶34. 口舌生疮者（图4-37），属心火胃火上炎所致。症见满口及舌面有多点疮疡，进食时刺激疼痛，特别是吃生西红柿时疼痛更甚。

外治法：中药细辛研末3～5克，凉开水调成饼状放于肚脐处，胶布固定，每2日1次。一般5天可愈。此方药3克可用醋调后固定于小儿

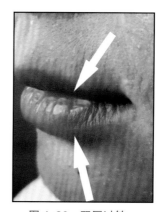

图4-36　双唇过敏

肚脐处，可治小儿流涎，每 2 日 1 次。

►►35. 口角糜烂（图 4-38），为心火胃火过旺或胃中宿食所致。属西医疾病单纯疱疹。

►►36. 口唇淡而不华，为脾失健运，气血虚少。提醒青年女性身体不适去医院看病时，最好不要涂有色唇膏，以免给医生望诊带来障碍。图 4-39 所示的病例就是一例青年女性患者，由于就诊时涂了有色唇膏而影响了医生的望诊判断。

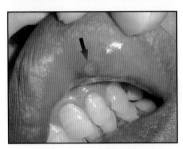

图 4-37　口唇生疮

►►37. 青年人口周易生痤疮者（图 4-40），说明此人吃饭特别快，提示消化

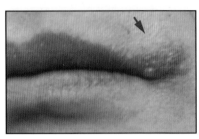

图 4-38　口角糜烂

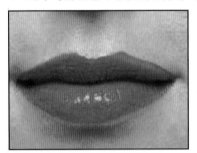

图 4-39　涂唇膏影响诊病

不良，治疗时应从这方面入手才会收到临床理想效果。

►►38. 上唇黑，下唇湿黄（图 4-41），为肠寒胃热信号。用《伤寒论》乌梅丸做汤服。乌梅 24 克，细辛 4 克，干姜 15 克，黄连 9 克，当归 6 克，附子 10 克，川椒 6 克，桂枝 12 克，党参 15 克，黄柏 10 克。水煎服。1 日 1 剂。

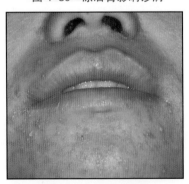

图 4-40　口周生痤疮

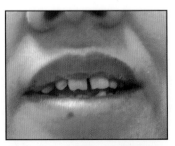

图 4-41　上唇黑，下唇湿黄

第五章　望牙诊病法

　　牙齿是人体外露百骨之精华。《口齿类要》曰："诸经多有会于口者，牙齿是也。"牙釉的硬度仅次于金刚石，它是咀嚼食物助消化的第一道加工程序，是运化食物给人体营养的关键。故，有则广告说得好："牙好胃口就好，吃嘛嘛香，身体倍儿棒！"牙齿大小应以均匀如石榴，长而密直，多而如白银为佳。牙齿长得坚牢而密固者，其人健康长寿。同时，牙齿对人讲话发音也有辅助之作用。中医讲：肾主骨，齿为骨之余，齿同骨出于一源，也是由肾精所充养。牙齿的生长脱落与肾精的盛衰有密切关系。健康成人上下牙齿共计 32 颗。

一、牙痛诊断与治疗

　　一般上牙多属于中医经络的足阳明胃经，下牙多属于经络的手阳明大肠经，因胃络脉入齿上缝，大肠络脉入齿下缝。牙齿是硬牙齿先落，故笔者建议人在 45 岁以后，应对牙齿进行定期保护，一是用食、中二指腹肚每日 2～3 次在口周顺、逆时针按摩，或用木梳柄、刮痧板沿口周走圈按摩，每次 10 分钟左右。二是养成常常叩齿的好习惯。《尚书》曰："常常叩齿，能杀死鬼魅。"《包朴子》曰："清晨健齿三百过者，永不摇。"话虽有些过，但经常叩齿是保护牙齿的简便理想方法。

（一）叶氏治疗牙痛基本方介绍

　　处方：生地 30 克，石膏 30 克，防风 10 克，青皮 10 克，荆芥 10 克，甘草 6 克，大黄 6 克（后下）。水煎服。每日 1 剂。

　　基本方加减：若上四颗正中门齿痛，为心经火上炎所致。上方去防风、青皮，加黄连、栀子、麦冬各 9 克。笔者注：黄连 9 克长于泻火解毒，6 克长于燥湿理中，3 克以下味苦健胃。若无黄连时可用苦参代替。生栀子研末外敷，治外伤性肿痛有消肿止痛之功，涂敷于疖肿也有良效。若上左边齿痛为胆火所致，基本方加龙胆草、羌活各 9 克。若上右边齿痛，为大肠火所致，上方加炒黄芩、桔梗各 10 克。笔者注：若胃酸过多，黄芩配半夏可抑制胃酸。若上两边齿均痛，为胃火所致，上方加川芎、白芷、栀子、升麻各

9克。笔者注：石膏30克以上善退阳明实热，减到10克无效。若下左边齿痛，为肝火所致，上方加柴胡、炒栀子各9克，若高血压者，再加夏枯草15克。若下四颗门齿痛，为肾火所致，上方加知母、黄柏各10克。若下右边齿痛，为肺火所致，上方加桔梗、炒黄芩各9克。若颜面发肿，为风热，加地骨皮15克，五加皮10克。若下两边齿痛，为脾火所致，上方加白术、白芍各12克。

（二）邓铁涛教授治牙痛经验方

处方：旱莲草15克，侧柏叶15克，细辛6克，海桐皮30克。水煎服。专治牙痛、牙床红肿痛。

（三）牙痛民间方介绍

▶▶1. 生大黄3～6克，开水沏茶泡服。

▶▶2. 白杨树根之白皮适量，水煎后加白糖1勺内服。

▶▶3. 蛀牙痛：新石灰以蜜制成小丸置于齿蚀之处，效佳。

▶▶4. 习惯性顽固性牙痛方：苍耳子6～10克，炒黄去壳，将苍耳子仁研细末，与一个鸡蛋调匀，不放油盐，炒熟食之，每日1次，连服3天。此方对三叉神经痛也有良效。

二、望牙齿大小、外形、色泽诊病法

▶▶1. 一个人从幼年开始门牙向外龇着，或从小牙齿排列不整齐者（图5-1），多为遗传所致。为了美观，可去口腔医院进行矫治，效果理想。以上反映此类人性格倔强，爱拗劲。

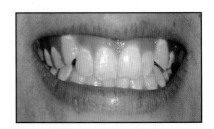

图5-1　牙排列不齐

▶▶2. 上门牙较大，且缝隙也大引人注目者（图5-2），多为先天性体质差。

▶▶3. 若门齿短时间内发雪白色（图5-3），提示肾亏。男性早泄者多见。

▶▶4. 若门齿过早受伤而脱落（图5-4），说明此人脾胃功能差，肾虚。

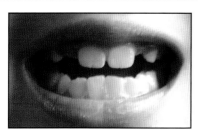

图 5-2　上门牙缝大

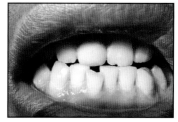

图 5-3　门牙短时间内雪白色

▶▶5. 成年人牙齿一直发青黄色，为幼年长时间服用四环素引起的，医学上称其为"四环素牙"（图 5-5）。

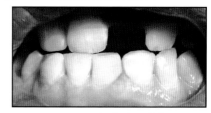

图 5-4　门齿过早脱落

▶▶6. 若一个人久病，突然间门牙颜色变枯黄，为危证。

▶▶7. 一个人常常牙床出血，说明凝血功能出了问题，应去医院检查。

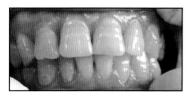

图 5-5　四环素牙

▶▶8. 牙齿受伤活动时，或脾胃虚弱引起牙齿活动时，患者可洗净手用拇指、食指在活动牙根处内外坚持按摩，可恢复固齿。笔者临床指导患者多例，效果理想。

▶▶9. 天生牙齿排列杂乱刺眼，提示此人遇事易冲动发火。遇到挫折或不平、不顺心时易动武而犯错误，甚至导致追究刑事责任。建议此类人平时练习书法、打太极拳、下棋，多参加一些集体娱乐活动。平时多吃一些含维生素 C 丰富的蔬菜水果。

▶▶10. 古人云："牙齿银白整齐密固者，此乃名播四方，口才好，高贵，长寿"，见图 5-6。其实，高贵、名扬天下是遗传、营养、人生观、勤奋、吃苦、道德、实践、想象力、努力、流血流汗拼搏的结果，而不是一口

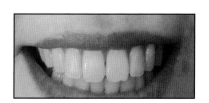

图 5-6　牙齿整齐紧固

美丽的牙齿所能主宰的。笔者 20 多年临床验证，此类人往往身体健康，耐病能力、免疫力强，工作学习有毅力，勇于实践，对人、对事往往持实事求是的唯物论观点。

▶▶11. 老年人若满口牙齿呈油黑色（图5-7），多为几十年长期爱饮浓茶所致，又不自觉刷牙。

▶▶12. 感冒时观牙齿无津液润色者，为热盛损伤所为。治则应滋阴补水。

▶▶13. 满口牙齿松动者，应积极防治糖尿病的发生。

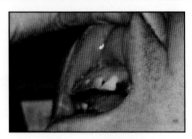

图5-7　牙齿油黑色

▶▶14. 夜间睡觉磨牙者，小儿多为体内有寄生虫，成人多为胃中有积食。患者睡觉时口含一小块陈皮可防治。若一个人长时间夜里熟睡咬牙磨牙，并颜面发青黑色，属体内缺乏维生素C和食盐，应积极补充，以解除磨牙之苦。

▶▶15. 青壮年人门牙齿面出现白色斑者（图5-8），多提示肾亏、性功能障碍信号。

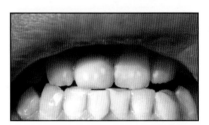

图5-8　门齿有白色斑点

▶▶16. 下牙包上牙者，俗称"地包天"。此类人女性多见，属遗传，与健康无关系。

▶▶17. 若一个人牙龈红肿，为胃火上炎所致（图5-9），应用中成药三黄片或黄连上清丸治疗。

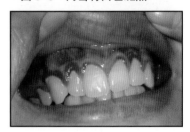

图5-9

三、望胡须诊病法

胡须是生长在成年男性的鼻下、上唇和下颌处的毛发。健康人的胡须润泽富有弹性，不同人种有不同人种的胡须色泽。胡须是成年男性体魄健康的标志之一。中医古籍《医方集解》中的"七宝美髯丹"就是治疗须发早白的有名方剂，传说此方是古代医家献给皇上的秘方。

▶▶1. 胡须色黄而稀少，色泽与自身头发色泽相差甚远，提示此人体

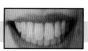

质差，易患感冒。

►►2. 胡须波及脸两侧过于浓密者，美名"全脸胡"。此乃遗传所致。若一个人胡须旺盛，同时阴毛、腋毛也浓。

►►3. 久病者胡须突然发直变硬，提示危证。

►►4. 大"八"字胡须者，是指人中部位光滑较宽，只有上唇两边生有胡须。相学讲：此人幼年早离父母。这纯属个别现象，不可信矣！临床发现此类人多患有胃疾和关节炎病。

►►5. 一个人只有下颏有少量胡须，口上至鼻下面无胡须（图5-10）。临床发现此类人先天体质差。古人之相学来源于医学，胡须乃发，肾主骨髓，肝肾同源不分家，肾乃发之余，肺主皮毛。西医讲头发胡须乃毛细血管之延长。人中又主泌尿及生殖系统。笔者多年临床调查验证，无论男女患者，胡须明显且人中处光滑而两侧生胡须者，其父亲均因泌尿系统、肝病、脑血管病及肺病而去世。这可能说明其父遗传缺陷导致了子女胡须发育不正常。这个问题还有待进一步再思考研究，并经临床验证。

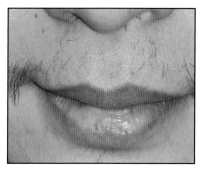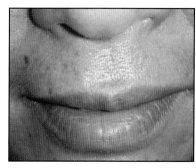

图5-10　下颏、嘴角两边有少量胡须

►►6. 胡须杂乱，粗而少，反应迟缓者多见。

►►7. 胡须渐渐发红、黄色者，提示此人免疫功能差，易患感冒。

►►8. 黄褐色胡须者，临床反复验证，此类人聪明，感情丰富。可能多由于劳累及思考过多等原因，易患脾胃疾患。

►►9. 胡须延伸到喉结处之人，临床多见性格开朗，往往富于理想。

►►10. 胡须油黑而浓者，性格多倔强，易我行我素。人体较稳定的心理特征称性格。如好胜心强、性格急躁的人易患心脏病、高血压，内向、自怜、自卑的人易患脾胃病、癌症。

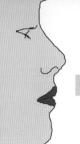
第六章 望耳诊病法

肾开窍于耳，贯脑而通于心胸，为心之司，主要依赖于肾精充养。故，肾气旺则清而聪，肾气虚则昏而浊。古人曰："耳厚而坚，耸而长，皆寿相也，耳轮外相分明，其人聪悟。"耳位于头部的两侧，凸面向后，凹面朝前，以弹性软骨为支架，外覆皮肤，皮下组织很少，但血管神经丰富，下方无软骨，为结缔组织和皮下脂肪，名曰耳垂。《灵枢·口门篇》曰："耳者，宗脉之所聚也。"由此可见，大约2000年前我们的祖先已发现了耳与全身经络之间的关系。健康人的耳朵应该丰厚光泽而红润。耳形似一个人的倒立体（图6-1）。耳廓正面分为耳垂、耳轮等解剖部位（图6-2），耳廓背面分为3个面、4个隆起、5个沟（图6-3）。

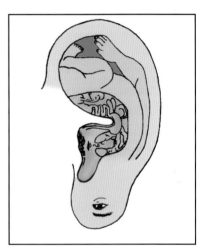

图6-1　耳形似人的倒立体

耳轮：耳的前外面高低不平，呈卷曲的游离缘。

耳轮脚：起于外耳门的上方。

对耳轮上脚：对耳轮向后分叉的一支。

对耳轮下脚：对耳轮向前分叉的一支。

对耳轮：对耳轮前方有一与其平行的弓状隆起。

耳舟：耳轮与对

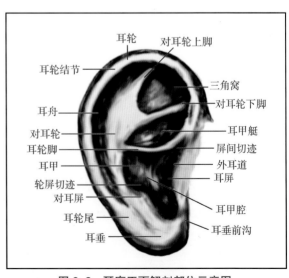

图6-2　耳廓正面解剖部位示意图

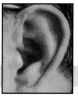
耳轮之间的一狭而弯曲的凹沟。

耳三角窝：对耳轮上、下脚之间的凹陷部分。

耳甲：对耳轮的前方有一深凹，被耳轮脚分为上、下两部，上部叫耳甲艇，下部叫耳甲腔。

对耳轮体：对耳轮呈上下走向的主体部分。

对耳门：耳甲腔前方的孔窍。

耳屏：耳甲腔的前方有一凸起，遮盖着外耳门。

对耳屏：耳屏与耳屏之间有耳屏间切迹。

耳轮尾：耳轮尾向下移行于耳垂的部分。

耳垂：对耳屏的下方，外耳的最下方的软组织部位。

人体脏腑器官在耳朵上的分布有一定的规律（图6-4），可以通过耳

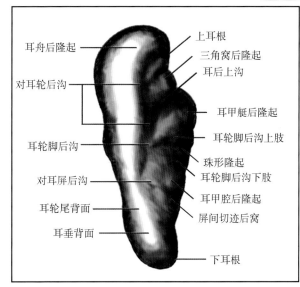

图6-3 耳廓背面解剖部位示意图

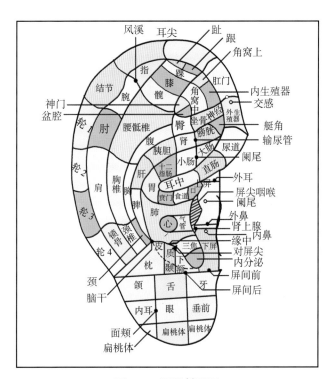

图6-4 耳反射区图

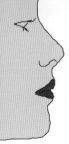
穴不同部位的变化来判断人体的疾病，并通过刺激相应的部位来治疗疾病。

观耳形状、色泽诊病法

▶▶1. 耳大耸长有肉者，肾气旺盛，或耳孔口生有长细毵毛者（图6-5），是健康长寿之象征。

▶▶2. 男性双耳既小又薄无肉，呈咖啡色，提示此人肾虚，多为死精、少精者。食疗：蛋白质粉和小麦胚芽油。单

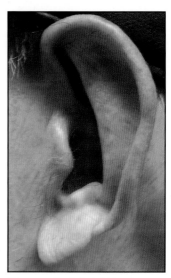

图6-5　耳孔生有长细毵毛

方：服用中药三七粉，每日2~3次，温开水冲服，每次3~6克。临床效果理想，此单方对老年性前列腺增生也有良效。

▶▶3. 青年男性耳三角窝区有一青筋浮露走向耳舟（图6-6），为遗精频繁引起乏力、腰痛之信号。

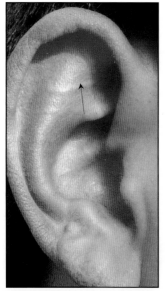

图6-6　耳三角窝区有一青筋
　　　　浮露

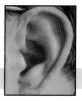

▶▶ 4. 耳垂根面有小凹坑状（图 6-7），提示低血压信号。若小孩耳垂出现小凹坑状，提示盗汗信号。若儿童耳垂根有小凹坑，提示血压偏低兼盗汗（图 6-8）。若耳垂根部有小凹坑，耳垂反而肥大，提示年轻时血压偏低，进入中年后随着身体发胖而会发生高血压。

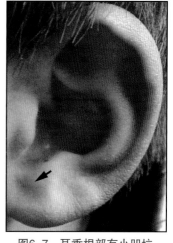

图6-7　耳垂根部有小凹坑

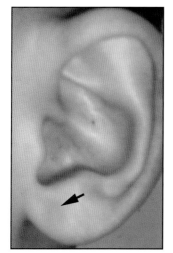

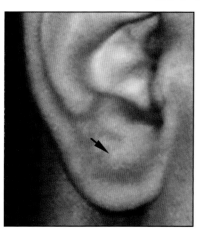

图6-8　儿童耳垂根有小凹坑

▶▶ 5. 耳垂根有占耳垂 2/3 的大凹坑者（图 6-9），提示此人患有癫痫信号。

67 §

▶▶ 6. 成年男性早晨起床时双耳垂青黑色（图 6-10），提示此人夜生活过度。

图 6-9　耳垂根部有大凹坑

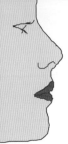
▶▶7. 双耳垂短时间内出现明显红色（图6-11），提示此人慢性扁桃体炎急性发作。

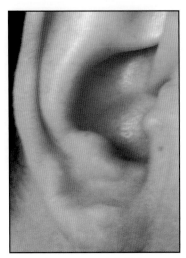

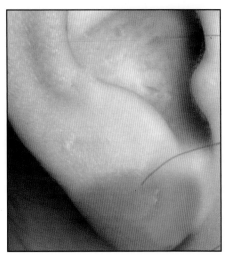

图6-10　耳垂青黑色

图6-11　双耳垂红色

▶▶8. 若耳垂生出小黑斑点者（图6-12），临床发现此类人多患有慢性咽炎。

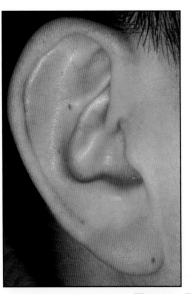

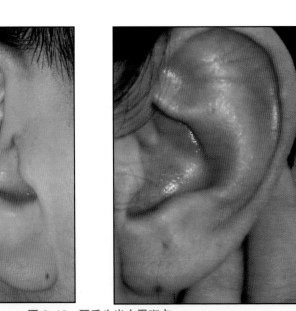

图6-12　耳垂生出小黑斑点

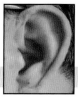
▶▶9.耳垂生有明显皱纹向下垂直走向（图 6-13），建议此类人进入40 岁之后，应避免激动，忌过度劳累，禁酒以防诱发脑血管病发生。

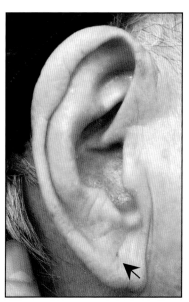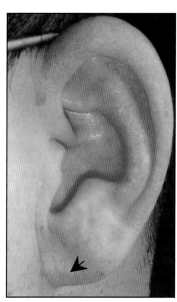

图 6-13　耳垂有明显垂直纹

▶▶10.50 岁以上的人，耳垂有一条皱纹沟向耳垂外下方走向（图6-14）或耳垂外上方走向，均提示冠心病信号，俗称"耳垂冠状沟"。

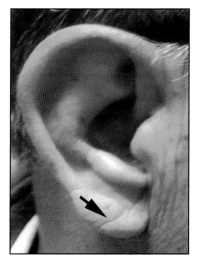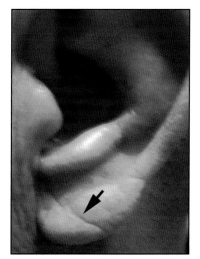

图6-14　耳垂冠状沟

69

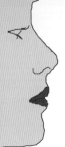
▶▶11. 耳垂有一条皱纹沟向斜上方走向，或皱纹沟在耳垂上方（图6-15），提示耳鸣信号。

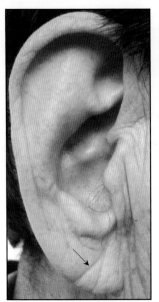
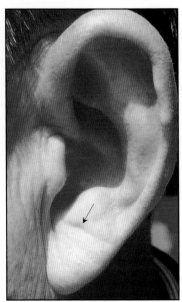

图 6-15　皱纹沟在耳垂上方

▶▶12. 耳穴肺区有一枚黑斑者（图6-16），提示肺功能差，建议此类人应积极戒烟禁酒。

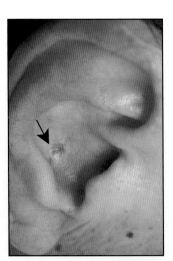
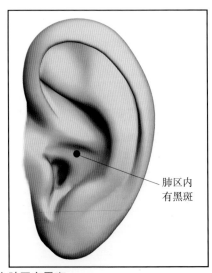

肺区内有黑斑

图 6-16　耳穴肺区有黑斑

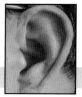

▶▶13. 耳部颈椎穴区生有小肉结（图6-17）或条状肉结（图6-18），或呈条状小凹沟（图6-19），均提示此人患有颈椎增生病。双手稍用力握

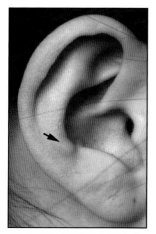

图6-17　耳颈椎穴区有小肉结

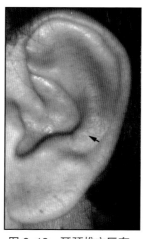

图6-18　耳颈椎穴区有条状肉结

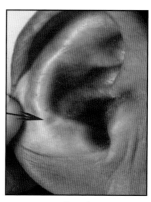

图6-19　耳部颈椎穴区有条状小凹沟

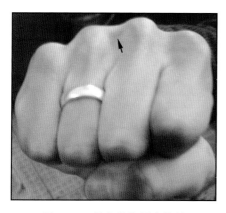

图6-20　拳背掌指骨有软筋

拳，在中指和食指之间或无名指和中指之间的拳背掌指骨凹沟有明显软筋贯桥，用手或小板压时有明显弹性（图6-20），提示此人患有严重的颈椎增生，往往引起眩晕。

▶▶14. 耳三角区靠外处常有皮屑者（图6-21），提示慢性皮肤病，多为荨麻疹。

▶▶15. 青年女性耳三角区淡红色、红色或暗红色（图6-22），提示此人正在月经期。

▶▶16. 青壮年女性耳三角区有小米粒状丘疹（图6-23），提示妇科慢性炎症信号。若耳三角区小丘疹呈油疹样

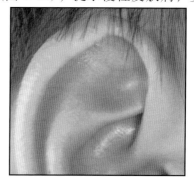

图6-21　耳三角区靠外有皮屑

71

§

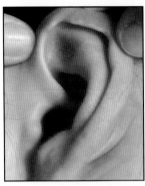

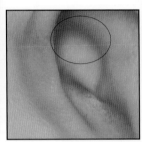

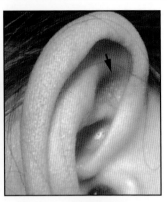

图 6-22　女性耳三角区淡　图 6-23　女性耳三角区小　　图 6-24　耳三角区油疹状
　　　　红色　　　　　　　　　米粒状丘疹

色泽（图 6-24），提示宫颈糜烂信号。

　▶▶17. 耳部心穴区呈圆点状白色（图
6-25），提示原发性高血压。

　▶▶18. 耳背降压沟部位有毛细血管显
露呈网团状（图 6-26），提示此人为高血
压，多为家族遗传性高血压。

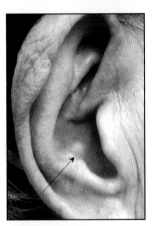

图 6-25　耳部心穴区有圆点状白色

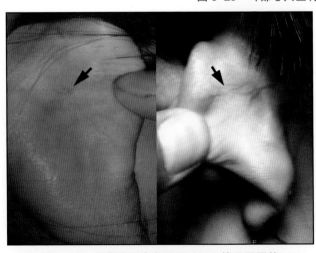

图 6-26　耳背降压沟有明显毛细血管呈网团状

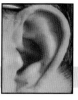

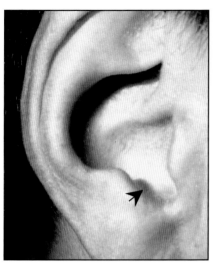

图 6-27　耳部脑干穴区有红斑点

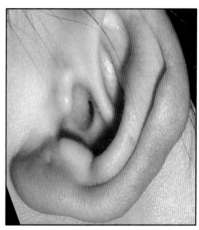

图 6-28　耳背、耳前红色

▶▶20. 女性耳背、耳前常常呈红色
（图 6-28），提示此人易患妇科炎症。无论
男女，若尿路感染时，可用中草药菟丝子
30 克，水煎服。一般每日 2 ~ 3 次即可，连
服 7 天。

▶▶21. 女性耳部胸椎区有白色点状或
条索状（图 6-29），提示乳腺增生信号。

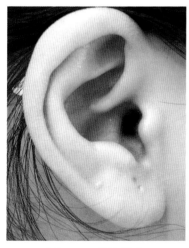

图 6-30　耳色淡白

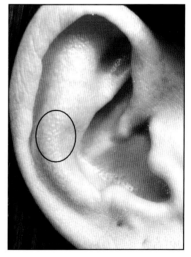

图 6-29　耳部胸椎区有白点

▶▶22. 颜面双耳均发白色时，双手搓
耳，耳仍然发淡白色无明显充血之象（图
6-30），提示贫血，血虚严重。荣者血也，
卫者气也。行于外为荣卫，行于内为气血。
临床治疗选用中成药：人参养荣丸、十全
大补丸、当归补血丸。

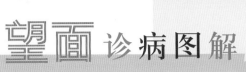

▶▶23. 久患病时，耳朵却比以前发红（图6-31），多提示阴虚火旺。治则滋阴降火，可用中成药知柏地黄丸。

▶▶24. 肥胖人耳短肥厚与头比例相差甚远，即头大耳小，建议此类人要积极预防高血压以诱发脑血管病的发生，千万不要大意。

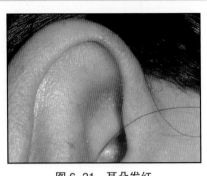

图6-31　耳朵发红

▶▶25. 外耳轮不平，呈波浪状，或耳轮面有条状凹沟（图6-32），提示此人善辩，易患胃病，体质差。

▶▶26. 油性耳垢之人（图6-33），临床发现多见于先天性腋臭患者，女性者患乳腺癌几率大。

▶▶27. 耳轮上方处有明显的小肉结，俗称"痛风石"（图6-34）。临床发现此类人多患骨质增生病或关节炎。有资料报道，我国关节炎患者已超过1亿，而且有年轻化的趋势。一般45～55岁之间发病率高，以女性患者多见。关节炎有100多种，常见的有骨性关节炎、痛风性关节炎、风湿和类风湿性关节炎。加强体育运动，改变生活习惯，注意保暖，防止过度劳累是预防关节炎的关键。

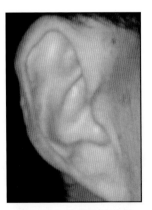

图6-32　外耳轮波浪状

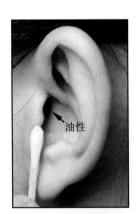

油性

图6-33　油性耳垢

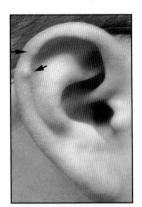

图6-34　耳轮上方有
　　　　小肉结

▶▶28. 双耳胃反射区有小米粒样丘疹（图6-35），提示患有胃炎。

▶▶29. 耳肝区穴位有黑色斑块（图6-36），提示肝恶变病信号。

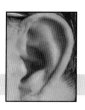

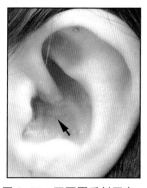

图 6-35　双耳胃反射区有
小米粒样丘疹

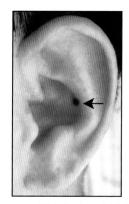

图 6-36　耳部肝穴区有黑色斑

▶▶30. 耳对应肺区有毛细血管扩张（图6-37），提示慢性支气管炎、支气管扩张信号。

▶▶31. 青年女性双耳三角区有毛细血管扩张（图6-38），提示月经不调、痛经信号。

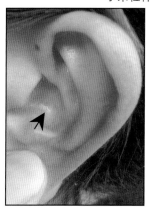

图 6-37　耳部肺区毛细血
管扩张

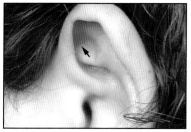

图 6-38　耳部三角区毛细血管扩张

▶▶32. 成人耳背降压沟处有一条明显的横穿血管浮显（图6-39），提示血压偏低或血压不稳定信号。再看该患者指甲图：男性，40岁，双手指甲无白色月眉（图6-40），提示低血压或血压偏低信号。指甲皮带发增宽发干，提示慢性胃疾。

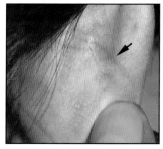

图 6-39　耳背降压沟有血管浮显

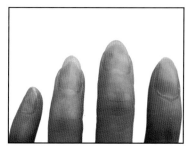

图 6-40　指甲无白色月眉

▶▶33. 耳部皮肤湿疹，多为风湿之邪所致（图6-41）。当外用药物无效，辨证治疗时，初期用中药防风、荆芥、茯苓、车前子、泽泻等以祛风为主，其次祛其湿。而病至中期痒剧者，当用中成药龙胆泻肝丸取效治疗。

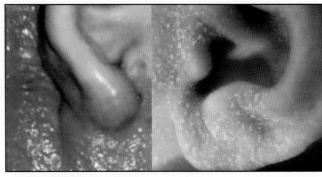

图 6-41　耳部湿疹

▶▶34. 耳三角区呈褐黑色（图6-42），女性提示妇科恶变病信号，男性提示膀胱或前列腺恶变病信号。

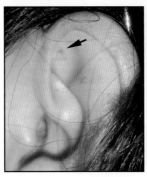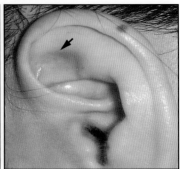

图 6-42　耳三角区呈褐色

▶▶35. 耳膈肌对应处生有黑痣者或耳膈肌生有小疖者（图6-43），提示此人消化不良，有胃疾。

▶▶36. 耳道口处耳甲腔面有皮屑，提示此人消化功能差。

▶▶37. 耳部十二指肠区有小片状凹陷（图6-44），提示十二指肠溃疡信号。

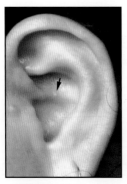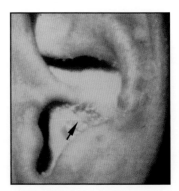

6-43　耳膈肌对应处生有小疖　　　图 6-44　耳部十二指肠区有小凹陷

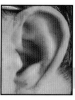

►►38. 儿童耳背静脉血管浮露明显（图6-45），提示易乏力，体质差，多汗。小儿耳背毛细血管分支越少，说明小儿越健康。若小儿耳背毛细血管发黑色者，说明小儿病较重；若小儿耳背毛细血管发青色者，说明小儿有惊风、血瘀证。

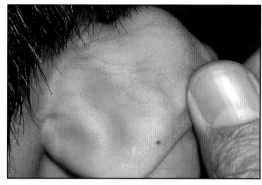

图6-45　耳背静脉血管明显

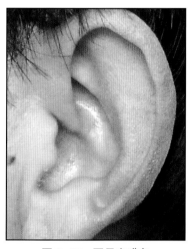

图6-46　耳呈咖啡色

►►39. 男性耳小发干，耳呈咖啡色（图6-46），且手掌无生殖线（图6-47），提示生育功能极差。

►►40. 青年女性一耳三角区有糜烂样密集小丘疹（图6-48），另一耳三角区有一条明显的裂缝纹（图6-49），提示此人宫颈糜烂严重，多为人工流产损伤宫颈内膜之迹象。

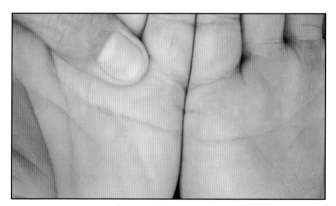

图6-47　双手掌无生殖线

▶▶41. 双耳突然间青乌色（图6-50），提示身体受伤有疼痛，或体内有某种疼痛引起所致。此图患者男，65岁，患食管癌。

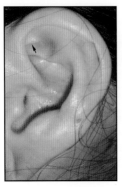 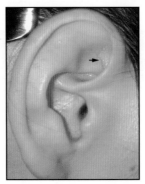 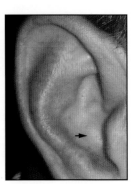

图6-48　耳三角区有小丘疹　　图6-49　耳三角区有裂缝纹　　图6-50　双耳青乌色

▶▶42. 耳朵肺部反射区鼓起小包（图6-51），提示肺、气管炎症，临床表现为顽固咳嗽而用药不见效，见医院检查磁共振影像（图6-52）图片。

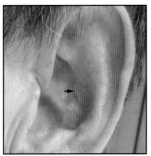 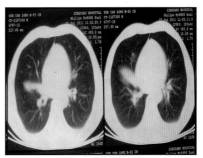

图6-51　耳部肺区鼓包　　　　　　图6-52　磁共振图片

▶▶43. 耳轮上方顶点生有小肉结（图6-53），提示痔疮日久。

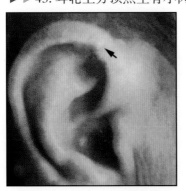 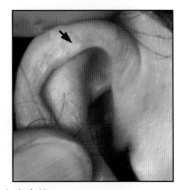

图6-53　耳轮上方生有小肉结

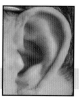

▶▶44. 耳朵背部胆囊反射区生有小肉丘（图 6-54），提示胆囊结石症，结石大小及数量同肉丘的大小及数量成正比，也有病人胆囊切除后此部位形成小凹痕（图 6-55）。

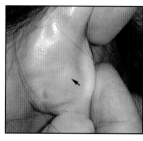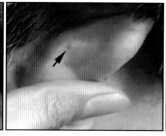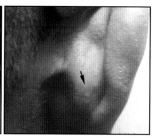

图 6-54　耳背部胆囊区生有小肉丘

▶▶45. 耳朵上方耳舟处生有凸出的条状肉结（图 6-56），提示腰椎增生信号。

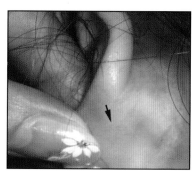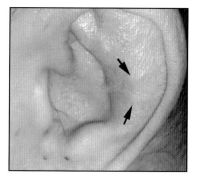

图 6-55　耳背胆囊区有小凹痕　　　　图 6-56　耳舟有肉结

▶▶46. 耳朵三角区神门穴位处生有鼓包（图 6-57），提示神经衰弱、失眠信号。

▶▶47. 耳垂靠内侧明显呈皱褶状（图 6-58），提示记忆力下降、脑萎缩信号。

▶▶48. 青年人双耳垂肥大（图 6-59），

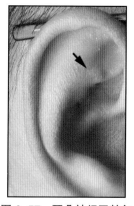

图 6-57　耳朵神门区鼓包

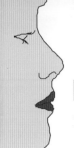
或同时伴有明显自然沟（图6-60），均提示家族遗传高血压史。

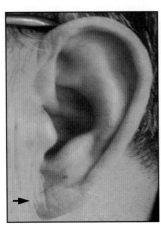

图6-58 耳垂靠内侧有皱褶

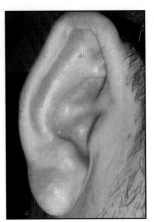

图6-59 耳垂肥大

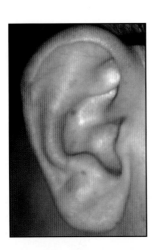

图6-60 耳垂肥大伴有明显的自然沟

▶▶49.人到中年以后双耳垂肥大，脸呈深红色，人也胖（图6-61），提示已经患有高血压病。

▶▶50.青年女性双耳三角区皮肤发青（图6-62），为宫寒，月经来时有血块，兼小腹凉。

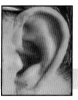

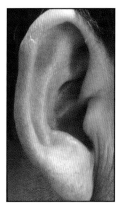 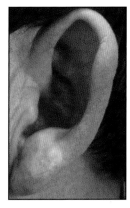

图 6-61　耳垂肥大

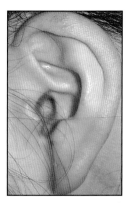

图 6-62　耳三角区发青

▶▶51. 青年人，双耳垂稍靠上处有凹陷（女，37 岁，图 6-63），提示此人近半年来精神压力过大，生活中过于追求完美。应积极防止诱发强迫症。另外，若双耳垂稍靠上处有凹陷，提示精神压力太大。耳垂下方又有皮肤发白色圆斑者（男，28 岁，图 6-64 红箭头所指处），提示神经衰弱严重。

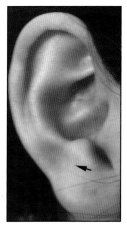 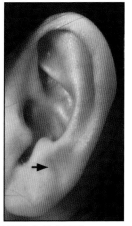

图 6-63　双耳垂稍靠上处有凹陷

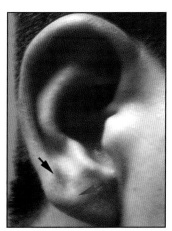

图 6-64　耳垂靠上处凹陷，下
　　　　　方有白色圆斑

▶▶52. 青年女性双耳苍白色，耳三角区又呈脱皮屑状（图 6-65），提示月经量太少。该患者 23 岁。

▶▶53. 青年女性耳三角区呈疤痕样皮损（图 6-66），提示子宫切除之迹象。

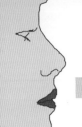
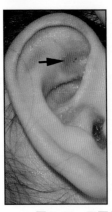

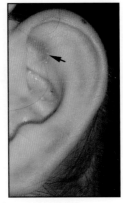

图 6-65　双耳苍白，三角区脱皮

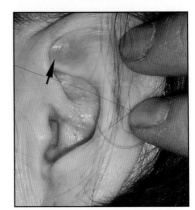

图 6-66　耳三角区疤痕样皮损

▶▶54.青年女性耳三角区呈淡红水肿样皮损（图 6-67），提示盆腔积液信号。该病人 23 岁。

▶▶55.耳朵上有如图 6-68 样褐色痣，为皮肤皮脂腺增生，用激光除去即可，若痣增大并且为油黑色，有发痒感，为高危险痣，应尽早去医院医治。

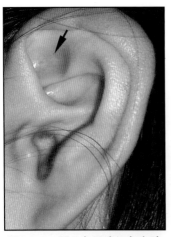

图 6-67　耳三角区淡红色水肿

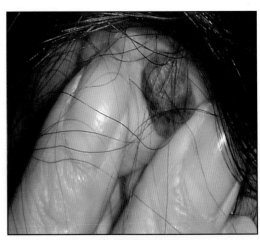

图 6-68　耳朵上有褐色痣

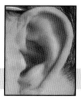
▶▶56. 耳朵胃反射区有凹陷萎缩（图 6-69），为胃切除史之迹象。该病人，女，56 岁。

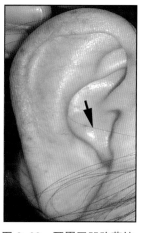

图 6-69　耳胃区凹陷萎缩

▶▶57. 无论男女耳朵肝脏反射区有鼓起肉包者，提示脂肪肝信号，以胖人多见。不同年龄均可有发生。下面选择几例脂肪肝耳朵图。①男，36 岁（图 6-70A）。②女，38 岁（图 6-70B）。③男，60 岁（图 6-70C）。④男，46 岁（图 6-70D）。

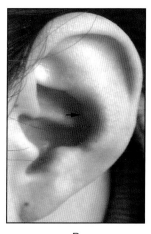

A

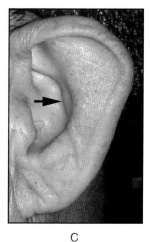

B

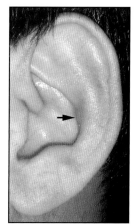

C

D

图 6-70　耳部肝区鼓包

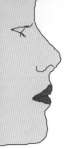
▶▶58.耳朵肝脏反射区起包，胃反射区鼓起（图6-71），为长期肝病史。该病人，男，43岁，长期患有乙型肝炎。

▶▶59.青年人耳垂根部稍上方有凹陷（图6-72），多有精神分裂症史。

§ 84

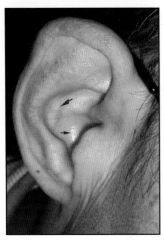

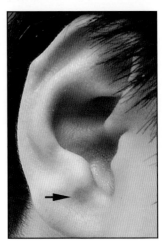

图6-71　耳部肝区、胃区鼓包　　　　图6-72　耳垂根部稍上有凹陷

▶▶60.青年人耳朵表面黑色雀斑多者（图6-73），男，27岁。提示肝脏解毒功能及消化功能差。

▶▶61.耳垂上如图6-74样生有软疱样皮损者，为严重肺气肿。

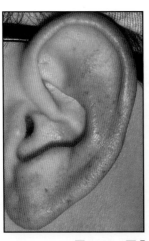

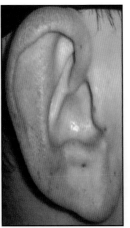

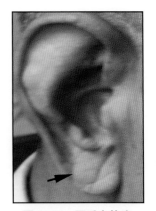

图6-73　耳朵有黑色雀斑　　　　图6-74　耳垂有软疱

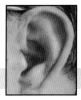
▶▶62. 2012 年 5 月 2 日下午，患者，男，55 岁，来门诊就诊，笔者望诊见他双耳垂上方肿胀（图 6-75），认为是呼吸系统方面疾病，建议立即去医院用仪器查肺部。家属告知已经确诊为：肺静脉栓塞症。这是一种罕见的原因不明的疾病，发病机理尚不清楚。有学者认为，正常人肺静脉内皮较肺动脉和体静脉内含纤维蛋白溶解酶原激活素少，因此在毒性物质或感染因素的作用下，肺静脉容易形成血栓。肺静脉栓塞症病理：主要病变有肺小静脉内膜纤维化，管腔内血栓形成或仅有纤维组织充填而致阻塞；肺泡壁增厚、水肿，间质纤维化，毛细血管和淋巴管扩张；继发肺动脉干及其分支的高压，可导致右心室肥大。西医临床诊断主要依据为进行性呼吸困难、肺动脉高压症和肺间质性改变，无器质性心脏病。病理检查可确定诊断。影像诊断示心脏扩大、肺动脉圆锥膨隆，肺动脉及其分支增

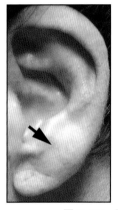
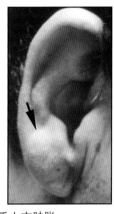

图 6-75　耳垂上方肿胀

粗，两肺散在浸润和 Kerley B 线。目前西医对本症无特效疗法，抗凝和免疫抑制剂治疗可减轻症状。

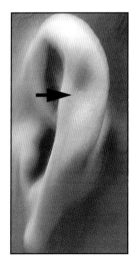
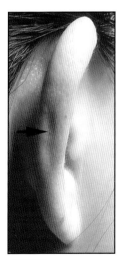

图 6-76　耳轮上方凹陷

▶▶63. 双耳轮上方有凹陷者（图 6-76），相学称为聚宝盆，是发财富裕的信号。这种说法纯属无稽之谈。笔者观察过多数这样耳轮的人，多好客大方而健谈。

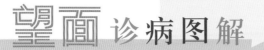
第七章　望舌诊病法

　　舌乃心之苗，脾胃之外候。舌是人体唯一暴露于身体外而能被人看见的内脏组织。一般而言，舌的大小、长短、薄厚均与一个人的心脏大小成正比。舌大身体小的人心脏肥大，而体大舌小的人心室狭窄，易患心律失常等心脏疾患。望舌诊病是中西医获得临床诊断资料不可缺少的方法之一。望舌诊病的一般规律是：舌尖属心肺疾病信息，舌中部位多反映脾胃疾病信息，舌两边多反映肝胆疾病信息，舌根多反映肾脏疾病信息。舌面脏腑分布示意图见图7-1。望舌诊病，古今有众多专著。笔者人微言轻，只简单根据临床经验介绍几种读者易学易掌握而不可忽略的舌诊疾病法。

§ 86

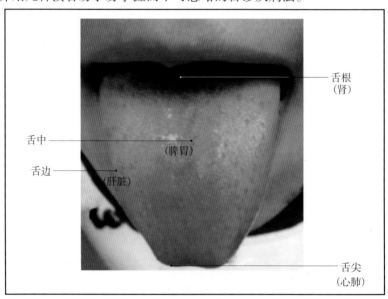

舌根
（肾）

舌中———

（脾胃）

舌边———

（肝脏）

舌尖
（心肺）

图7-1　舌面脏腑分布示意图

　　▶▶1. 成人舌面上有数朵红色斑点者（图7-2），提示慢性胃炎或脏腑血分热盛所致。

　　▶▶2. 成人舌下有红色斑点者（图7-3），为胃及十二指肠溃疡信号。超过90%的十二指肠溃疡和超过80%的胃溃疡都是由幽门螺旋杆菌引起的，它是引发该病的罪魁祸首。这个结论是2005年获得诺贝尔医学奖的两名澳大利亚科学家多年实验研究之结果。

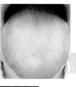

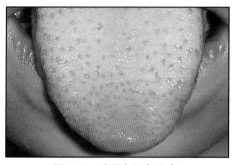

图 7-2 舌面有红色斑点

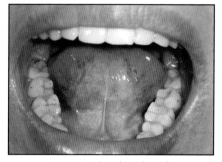

图 7-3 舌下有红色斑点

西医药物治疗方法已被证明能够根治胃溃疡。我国著名的脾胃病方面专家辽宁中医药大学附属医院李玉奇教授早在 20 世纪 70 年代就独立地提出了中医药治疗胃炎方略，常用大量的清热解毒中药蒲公英、黄连等来治疗胃炎诸疾，均获得理想效果。

▶▶3. 舌苔薄腻，舌根部浅黑色（图 7-4），提示慢性浅表性胃炎。

▶▶4. 胃是舌和舌苔的根。成人舌下有糜烂样鲜红色斑块者（图 7-5），提示为萎缩性胃炎。

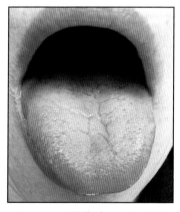

图 7-4 舌苔薄腻、舌根浅黑色

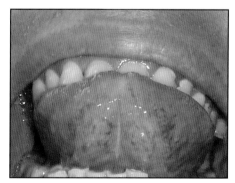

图 7-5 舌下鲜红色斑块

87

▶▶5. 舌头尖长之人，舌头灵活度高，临床调查发现此类人能言善辩，口才好，但性格急躁易怒。此例患者舌边发红色（图 7-6），提示近期心理压力大，睡眠障碍。

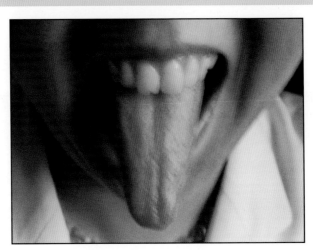

图7-6　舌头尖长，舌边发红

　▶▶6. 短时间内舌呈裂纹舌（图7-7），多提示体内热盛、血虚或阴虚，常见于慢性舌炎。提示缺乏维生素C和维生素B。若一个人自幼年舌头就呈大裂纹，为遗传性裂纹舌。

　▶▶7. 舌根苔黄而厚腻者（图7-8），多为肝胆湿热下注所致。临床女性多见，易患白带多，外阴瘙痒。中成药龙胆泻肝丸内服可治。

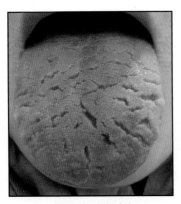

图7-7　舌裂纹

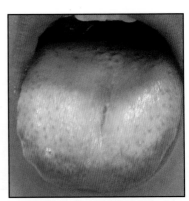

图7-8　舌根苔黄厚腻

　▶▶8. 成人或儿童在发烧时，一用退烧药即有效，若停药又发烧，只能用西药激素控制，若发现舌中发红无苔（图7-9），为胃火引起。临床用滋水制热法，方用叶氏益胃汤效果理想。处方：沙参9克，麦冬15克，生地

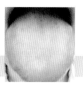

15 克，玉竹 6 克，冰糖 5 克。水煎服。此方对成年人胃火发烧很有效。

►►9. 舌苔薄黄，质腻，舌尖微红（图 7-10），提示外感风热，正患感冒。

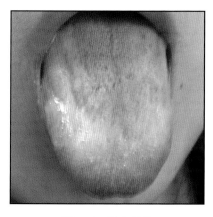

图 7-9　舌红无苔

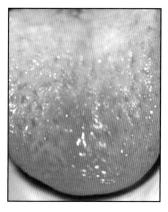

图 7-10　舌苔黄，舌尖红

►►10. 舌苔薄白，质淡（图 7-11），微发热，无汗，流清涕，肢体酸痛，提示风寒感冒。

►►11. 舌尖周围呈锯齿状（图 7-12），提示此人正患失眠或神经衰弱。

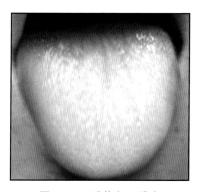

图 7-11　舌苔白，质淡

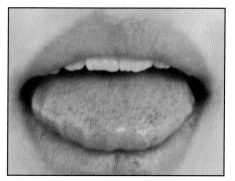

图 7-12　舌头锯齿状

►►12. 舌面干燥（图 7-13），口渴，提示此人外感发烧或为脱水所致。

►►13. 伸舌时，舌向一侧偏歪（图 7-14），提示此人患有中风或中风后遗症。笔者临床发现，口腔带状疱疹恢复期也呈偏歪舌形。

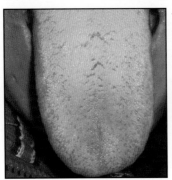
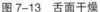

图 7-13　舌面干燥

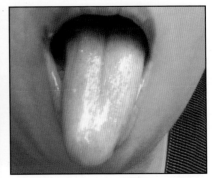

图 7-14　舌歪

▶▶14.舌下有两条纵形静脉怒张（图 7-15），或舌上有瘀斑者（图7-16），提示体内有瘀血阻络不畅，应积极防治脑血管疾病发生。

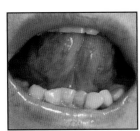
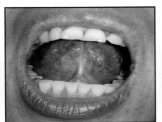
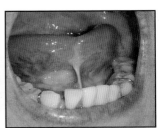

图 7-15　舌下静脉怒张

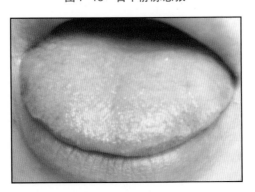

图 7-16　舌上有瘀斑

▶▶15.舌面如玻璃样光滑无苔（图 7-17），提示此人胃气及胃阴枯涸。

▶▶16.舌面或舌下面生有小溃疡（图 7-18），提示此人阴虚火旺、胃热过旺及心火亢盛所致。

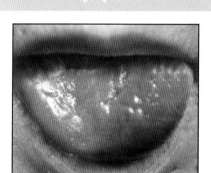

图 7-17　舌面光滑无苔

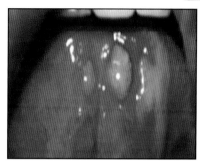

图 7-18　舌面溃疡

▶▶17. 舌面生有小红痣一样豆疹，触破后流血不止（图 7-19），提示海绵状血管瘤或海绵状淋巴管瘤。

病例：男，6 岁。2005 年 6 月 23 日上午，患者来诊诉说此病已发 8 个月之久，某医学院诊断为舌面溃疡，外用药无效。笔者详查后建议立即去医院手术切除，并要求做病理切片检查。第二天手术切除确诊为海绵状淋巴管瘤。图 7-20 是在西安交通大学医学院第一医院手术痊愈后追踪所拍。

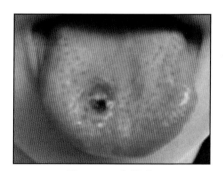

图 7-19　血管瘤

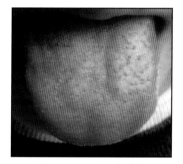

图 7-20　手术后舌像

▶▶18. 舌面若有溃烂面（图 7-21），提示胃炎、胃溃疡。

▶▶19. 口腔一侧脱齿者，靠落齿侧舌苔较厚。长期服用抗生素药物者，舌苔多为雪花状或毛刷状舌苔，或服药物、水果后舌苔变色，均属于虚像舌苔，临床应区别。

91

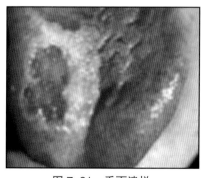

图 7-21　舌面溃烂

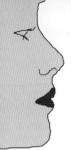

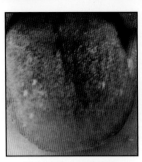

图 7-22　全舌发黑

▶▶20. 青年人若突然间全舌发黑，舌面干燥欠湿润（图 7-22），多因脏腑积热，或内热炽盛而挟积食，以至不能生化津液所致。临床建议只要调节饮食即可自愈。

▶▶21. 舌前中部舌苔剥脱（图 7-23），多因长期脾胃虚弱、胃阴不足、慢性消化不良所致。

▶▶22. 若青壮年男女舌两边有两条由唾液泡沫堆起来呈"白线"状，或有齿痕舌样（图 7-24）。临床发现多为咽炎、扁桃体炎、咳嗽以及急慢性胃炎、胃肠神经官能

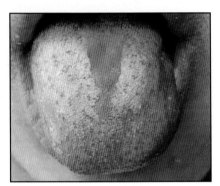

图 7-23　舌苔剥脱

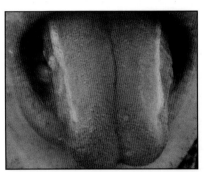

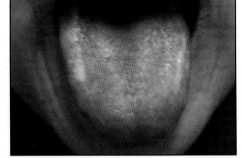

图 7-24　舌两边呈"白线"状

症、肠胃易激综合征、急慢性气管炎等。加减治疗用半夏厚朴汤（《金匮要略》），临床效果理想。处方：姜制半夏 15 克，厚朴 10 克，茯苓 15 克，苏叶 10 克，生姜 12 克。水煎熬服，1 日 1 剂，连服 7 天。加减：①痰多呕甚者、失眠者，重用半夏、生姜。②胃内有震水音者，重用茯苓。③虚烦不得眠者，同酸枣仁汤（酸枣仁汤：酸枣仁 30 克，知母 5 克，茯苓 10 克，川芎 10 克，炙甘草 5 克）合用。

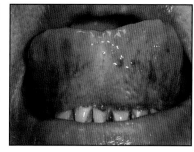

▶▶23. 慢性胃炎病人，长期用药不理想者，观舌下溃疡为黑褐色（图7-25），十指甲呈朽木色（图7-26），目白睛正下方有向上的两条乌色血管，末端有黑头（图7-27），以上均提示胃癌信号（该病人，男，72岁）。

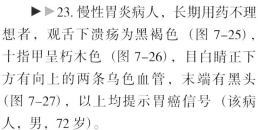
图 7-25　舌下溃疡黑褐色

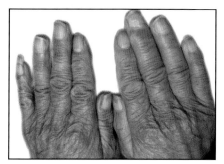
图 7-26　指甲朽木色

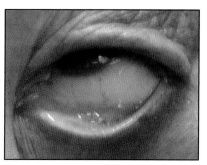
图 7-27　目下方有乌色血管

▶▶24. 舌中央黄苔（图7-28），为胃中有积食信号。

▶▶25. 无论男女，个子矮，而舌肥大（图7-29），说明心脏也肥大；相反，个子高，而舌小（图7-30），说明心脏也小，以上均提示先天性心脏病信号。

▶▶26. 舌头根部咽喉处发红或肿胀（图7-31），为咽喉炎。

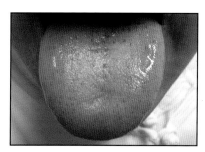
图 7-28　舌中央黄苔

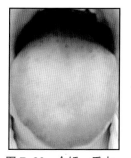
图 7-29　个矮，舌大

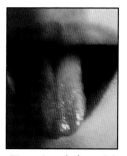
图 7-30　个高，舌小

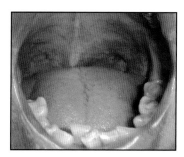
图 7-31　舌根发红肿胀

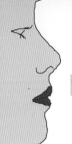

第八章 望其他部位诊病法

一、望头发诊病法

　　发乃血之余，属人体毛细血管的延长。头发为人体内脾胃营血化生所供养。肝有贮藏调节营血功能。营血化生充足，则毛发才能得以滋养，自然乌黑柔润。如同天地协调融合，万物生出地面才能健康地向上发展。由于精血同源，故传统医学有"肾者其华在发"之说。

　　▶▶1. 青少年白发者，多数有家族史，俗称"少白头"。青少年生机旺盛而血气方刚，脏腑功能健旺，阳热偏盛导致营血偏热，濡润壅滞，毛发失于正常荣养而变白发；又由于七情导致内伤而过度忧虑而伤脾，或情志不畅、肝脾调节失常使发失养而变白；三是身体素质差，肝肾不足受损，精血虚弱，滋养不足使毛发变白。对脾虚肝郁所致白发者，可服中成药归脾丸合并逍遥丸。对出现头晕眼花，腰膝酸软，并兼眼干而记忆力差的肝肾不足白发者，可口服中成药七宝美髯丹或乌发丸。

　　▶▶2. 斑秃性脱发，中医病名为"油风"，俗称"鬼剃头"（图8-1）。常因精神紧张，受惊吓，情志不畅，受到挫折，化生内热以至血热偏盛，热盛生风，风动则毛发失于濡养而脱。此类脱发临床治疗效果好。患者在笔者指导下治疗时，疗效理想。

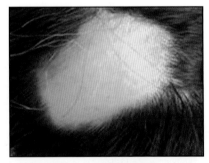

图8-1　斑秃性脱发

　　▶▶3. 头皮屑多而头皮发痒者，属脾胃功能差而引起气血虚所致。当您用各种洗发膏仍然效果差时，建议用如火柴头样平板保健梳，每日坚持梳头半小时以上。笔者临床指导多例失眠、头痛、脱发及头皮屑多者均获理想效果。《安乐诗》曰："发是血之余，一日一次梳，通血脉，散风湿。"孙思邈说："发多栉，祛风明目，头发梳百度，不死之道也。"梳头虽说是举手之劳，是养生的要诀，但要长期坚持下来却不易。

►►4. 大病、久病时，若原来的白发几日内变黑，为癌症转移信号。

►►5. 头发自然卷曲之人（图8-2），临床发现此类人性功能强，易患肾虚腰痛。

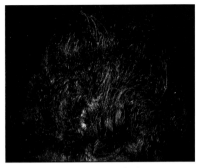

图8-2　自然卷发

►►6. 小孩及青少年若头发无光泽，一撮一撮抱团呈穗状（图8-3），提示近期消化不良，胃中有宿食。建议平时吃些红薯，因为它有健脾助消化、通便之作用。但不宜吃得太多，红薯含糖、淀粉太多，会使胃酸分泌增加，产生二氧化碳导致腹胀。

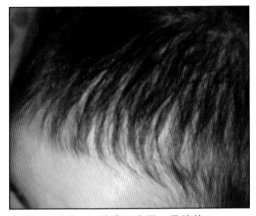

图8-3　头发无光泽，呈穗状

►►7. 头发干燥而分叉者，属气血不足所致，应加强营养。口服中成药：十全大补丸。

►►8. 青壮年头发谢顶或额头顶早秃，并向头顶延伸，或秃发处头发纤细（图8-4），均为遗传所致。男性多于女性。往往在35岁以后出现。临床用药疗效不佳。但临床调查发现，这种人不易患胃癌和肺癌。

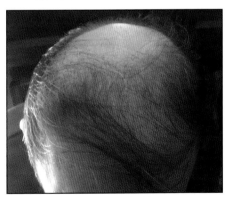

图8-4　头发谢顶

►►9. 一个人频频脱发，治疗效果又不明显者，提示应去医院检查排除心脏方面疾病。

►►10. 进入老年生白发者，主要是由于体内酪氨酸酶日渐低下，不能产生黑色素，致使乌黑的头发变成灰白一片。平时多食桑葚、黑芝麻、枸杞子，有益延缓白发发展。

▶▶11. 若头发用手拔时没有痛感，发丝易缠卷，提示此人体内维生素C 和铁质缺乏，而头发色泽变浅变淡，是维生素 B_{12} 偏低之信号。

▶▶12. 女性进入老年头发黑而不脱落者，提示气血充润，是健康长寿之象。

▶▶13. 头发枯黄无泽，为火盛血燥所致。中药水煎内服可治。处方：川芎 10 克，白芷 10 克，侧柏叶 10 克，生地 20 克，旱莲草 15 克，桑白皮9 克，蔓荆子 9 克。

▶▶14. 头皮出现白色鳞屑斑片（图8-5），稍有痒感或不痒，为皮肤科的白癣病，为真菌感染所致。外治：可用鸡蛋煮熟取蛋黄放铁勺内炼油待凉外搓，每日 4～5 次，一般 10 天左右可愈。其他头癣可用炒槐米研末，用食用油调膏外涂，每日 2 次，至痊愈为度。

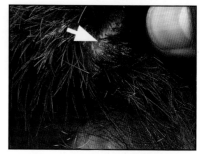

图 8-5　头发有白色鳞屑斑片

二、望颈项诊病法

▶▶1. 颈部皮肤以及身上某处皮肤生有鲜红色血痣，大如赤豆，触破后流血难止者，为肝经怒火郁血所致。可用中药五灵脂研末敷之即止。内服中成药逍遥丸，再加少量清热泻火的栀子、黄连、苦参之品水煎送服。

▶▶2. 颈后皮肤起有疙瘩，其肉色不变，日久不愈，无疼痛感，但偶有痒感，属颈部慢性毛囊炎形成瘢痕疙瘩结块。治疗：用生山药一块，蓖麻仁 10 粒，捣烂敷皮损病灶处包扎，每日 1 次，治愈为止。患者对胶布不过敏者，也可定期外贴肤疾宁膏治愈。

▶▶3. 颈后皮肤生有发痒的癣斑块，多为神经性皮炎（图 8-6），以大城市人群最易多见，女性多于男性。中医称"牛皮癣"、"摄领疮"。因皮损如牛项之皮状而得名。本病主要因精神紧张，情绪波动，

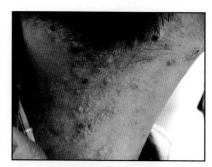

图 8-6　神经性皮炎

蕴郁化热发火以及血热生火，血热生风，风盛则燥，出现皮损干燥鳞屑而剧痒。也有因衣领摩擦引起称"摄领疮"的神经性皮炎。临床使用外用软膏药物效果不理想时，可用肤疾宁膏外贴。对顽固性神经性皮炎者，应找专业医生采用醋酸波尼松龙注射液和盐酸利多卡因配伍皮下局部注射封闭。每7天1次。

▶▶4.颈后侧皮肤上出现细长柔软孤立散在的肉状皮赘（图8-7），属现代医学的丝状疣。中医病名称"线瘊"。临床胖人多见，男性多于女性。无自觉症状，不需内服药物治疗。可用细线从基部结扎使其逐渐坏死脱落。中药外治：丹参30克，马齿苋60克，明矾10克，食用醋浸泡2天后反复外搽。每日2~3次。

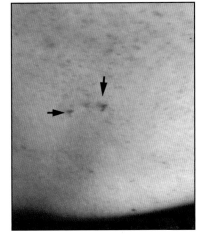

图8-7 肉状皮赘

▶▶5.后颈发际皮肤处出现渗脓汁样丘疹，为毛囊炎。中医称"发际疮"。此病临床治疗棘手，难于根治。发病原因多因恣食肥甘，脾失健运，湿热内生，或因素体肥胖，痰湿偏盛日久则湿热内蕴。治疗选用中成药：六神丸，五福化毒丹，解毒消炎丸。还要提示患者应禁烟戒酒。

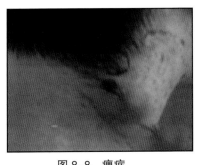

图8-8 瘰疬

▶▶6.颈一侧出现淋巴结核者，中医称"瘰疬"（图8-8）。传统医学认为，由于性情不畅，肝气郁结，久而化火内燔，炼液为痰，痰火上升结于颈项。这里根据临床经验介绍几个验方：①守宫（别名天龙，壁虎）若干条，最好在瓦上或新瓦花盆片上焙黄焦色研末，每日3~4次，每次5克左右，温开水冲服。3周为1个疗程。对溃破皮损处也可用此药粉外敷换药，促其早愈。②全蝎粉、炙水蛭粉各适量，混匀，每日2~3次，每次3克左右，温开水冲服。儿童减半。7天为1疗程。经笔者临床验证效果理想。③黑芝麻20克，磁石20克，共研细末，食用醋调糊外敷未溃皮损处。

每日更换 1 次。

▶▶7. 颈前凸而肿大（图8-9），双目多向外凸，提示此人正患有慢性甲状腺功能亢进症，简称"甲亢"。此病男、女比例约为 1：4。以 20～40 岁年龄的女性最多见。目前认为此病主要与自身免疫有关。患者动怒、抑郁可使病情加重。动怒生气能使人失去进取心，工作效率下降，对身体有害而无益。

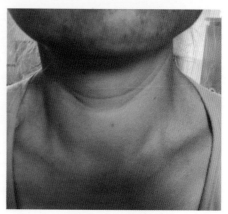

图 8-9　颈肿大

三、望太阳穴处皮肤诊病法

▶▶1. 太阳穴处有纯白色斑块或眉毛等部位有同样色斑块，为皮肤白癜风。对小面积白癜风，无论是神经型、自我免疫功能型、外伤引起型、炎症型，治疗均可用维生素 B_{12} 注射液同患者自身肘静脉血液混合后，迅速注入白色皮肤皮下，使白色皮损发紫色最佳。每 5～7 日 1 次。一般 1～3 次见效。见注射后患者太阳穴处（图 8-10）。笔者临床治疗多例效果满意。

这里介绍两个外阴白斑外治验方：①中草药淫羊藿，适量研末调油膏，外涂，每日 3 次。②外洗：苦参 60 克，明矾 10 克，花椒 20 克，黄精 20 克。水煎外洗，每日 2～3 次。

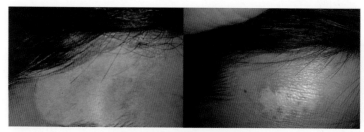

图 8-10　白癜风治疗前后

▶▶2. 老年人太阳穴近眉毛眼外角处，若患有寻常疣样顽固性角质增生，应积极去医院进行病理活检，以确诊是否罹患了皮肤癌，千万不可大意！

▶▶3. 太阳穴处有明显的静脉血管，形似蚯蚓团状（图8-11），多为长期便秘所致。应积极防治便秘，以防便秘诱发脑血管意外。

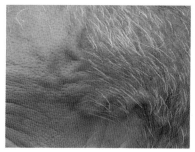

图 8-11　静脉血管形似蚯蚓团

四、望脸型、色泽诊病法

▶▶1. 胖脸人：身体也胖，喜静。多为阳气不足，痰湿停滞，易患脑卒中、高血压、糖尿病。

▶▶2. 瘦脸人：身体也瘦，喜动，善思考，爱忧虑。常易患阴虚、血虚、肾火亢盛以及脾胃病。

▶▶3. 颧骨高大之人，其人骨架也大，若不成正比例，提示此人若患大病康复困难。临床发现特别是患严重气管炎后治疗棘手难愈。

▶▶4. 50 岁以上的人若双颧骨皮肤处有数条毛细血管扩张（图8-12），提示此人多患有陈旧性气管炎、哮喘。男性多于女性。临床治疗哮喘发作时，一定要补水、输液或多喝水，忌服用氨茶碱药物平喘，因为氨茶碱药物有利尿作用。

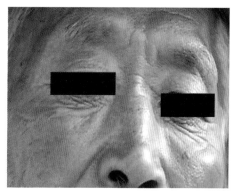

图 8-12　颧骨毛细血管扩张

99 §

▶▶5. 脸颊消瘦者多为胃病，而脸下部水肿者则提示肾病。前者表示食盐不足，后者提示食盐过多。

▶▶6. 一个人面容因服药后形似月亮样"满月脸"（图8-13），若面色红润，女性还生有胡须，伴痤疮，临床提示此人是由大量或长期服用肾上腺皮质激素所致。

▶▶7. 体胖而颜面发黄色，为胃中有痰湿。

▶▶8. 颜面发青黄者，为此人患有脾虚泄泻。

▶▶9. 颜面发黄、发白者，提示此人脾肺气虚。人的脸型是无法设计和计划的，但颜面气色是可通过营养、心理和运动来改善的。

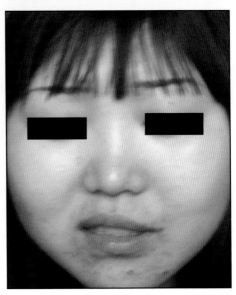

图8-13　满月脸

▶▶10. 一个人面黄肌瘦，精神不振，纳差，提示有脾胃虚弱。食疗：选取蛋白质粉，它可以使胃黏膜上皮细胞不易受损伤，并有防治脑动脉硬化及脑血管病的作用。

▶▶11. 若青年女性面色如熏黄色者，提示月经不调。

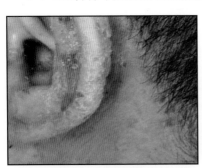

图8-14　皮肤渗液

▶▶12. 脸颊耳前处皮肤有渗液皮损并发痒（图8-14），为颜面湿疹。对急性湿疹、小面积湿疹或慢性湿疹，用中药配制的湿疹散外用确有"一天日头晒百天泥"之效。笔者临床屡用屡验。配方：川黄连30克，炉甘石60克，氧化锌10克，生甘草20克，上药混合共研极细粉末，凡士林调膏外用，对渗液多的皮损也可直接给疮面撒药粉外用，勿包扎。

▶▶13. 颜面发红发热，主要出现在双颧及额头部位，昼夜面赤发热，像火烤一样并有痒感，出现小丘疹，发热时以饭后最为明显。临床青年女性多见。此证为脾胃和肺积热所致，属西医"颜面皮炎"。先后用西药激素以及消炎药乃至中成药龙胆泻肝丸、银翘解毒丸之类无效时，应遵金元医学四大家李东垣"夫饮食不节则胃病，胃病则气短，精神少而生大热。有时而显火上行独燎其面"。清代名医沈金鳌"颜面诸疾，皆从胃治，胃经实火，内不得清，外不得泄，郁于肤表"。临床切中病因，疗效每每卓著。方用清泻肺胃积热的泻黄散加减水煎服。处方：石膏30克，栀子10克，防风12克，黄芩15克，黄连9克，大黄9克，藿香、枇杷叶、凌霄花、生甘草各6克。此方系笔者临床经验，原载2002年《中医杂志》第43卷增刊。

►►14. 鼻子周围低凹，鼻子又显小，同颜面不成比例，此类人遇事易动怒，古板爱拗劲。

►►15. 短时间内双颧、下颌骨、前额骨凸起者，提示此人有患脑垂体肿瘤的危险。

►►16. 长期患气管炎者，若近期突然发笑时伴有阵咳几分钟，应高度警惕，去医院检查，此乃肺癌的最早报警信号。

►►17. 额头上若出现两三条赤色的静脉血管浮露直侵双眼（图8-15），提示此人有患大病之信号。应参考手诊和其他临床症状去医院检查。

►►18. 脸面下宽上窄呈梯形者（图8-16），提示此人易患胆囊疾患。

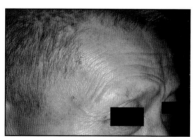

图8-15 额头有静脉血管

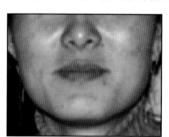

图8-16 脸呈下宽上窄

101

►►19. 颜面及手背出现数朵扁平状小丘疹（图8-17），为皮肤病扁平疣。此病多无自觉症状。提示此人患有便秘。外治：马齿苋60克，骨碎补20克，将这两味药用食醋浸泡2天后外搽即可。也可用柴胡注射液，在扁平疣皮下封闭注射，1周1次，2次即可治愈。

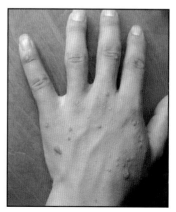

图8-17 扁平疣

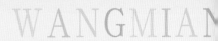

▶▶20.中青年女性脸颊及鼻梁处生有大面积色素斑为皮肤病的黄褐斑（图8-18）。笔者临床用《济生方》中的当归饮子汤加味治疗效果稳定可靠。处方：生黄芪15克，防风10克，当归15克，川芎9克，白芍10克，生地30克，刺蒺藜15克，何首乌15克，荆芥6克，甘草9克。水煎服，每日1剂，14天为1疗程。引言：便秘和情绪忧伤可加重黄褐斑。

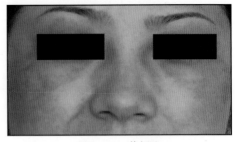

图8-18　黄褐斑

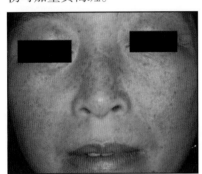

图8-19　雀斑

▶▶21.中青年女性脸面颧骨处及眼周生有数朵散在的黑斑点（图8-19），为皮肤病雀斑。雀斑有遗传倾向。若鼻梁上生有"O"形椭圆状雀斑者，提示此人患有胃疾信号，多为胃下垂。

▶▶22.青年人颜面出现众多的白头脓栓性丘疹（图8-20），为痤疮。临床发现，30岁以上的男女脸上短时间出现较严重的化脓性痤疮，询问患者多因服药七八天后突然出现的，如服用了治疗乳腺增生药物和治前列腺病药物等。治疗痤疮单方：中药菟丝子30～50克，水煎汁外洗或捣烂外敷患处。每日1～2次即可。

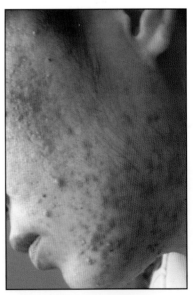

图8-20　痤疮

►►23. 中年人颈部生有似皮疹样小丘疹，无任何感觉（图 8-21），提示脂肪肝信号。左图为女性，30 岁，右图为女性，45 岁。

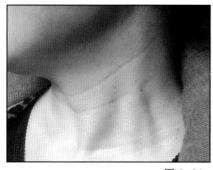
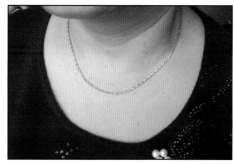

图 8-21　颈部生有小丘疹

►►24. 中年人脸呈深红色（图 8-22），为高血压信号。

►►25. 脖颈细长之人（图 8-23），此类人往往口唇也薄，长期消化功能差，很难发胖。该病人，女，25 岁。

►►26. 脸部出现数朵黑痣（图 8-24），提示此人肝脏解毒能力下降，为胆囊疾病信号。

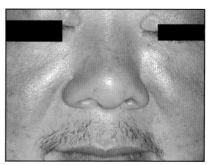

图 8-22　脸呈深红色

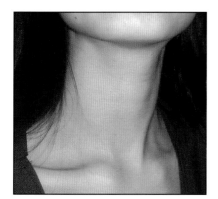

图 8-23　脖颈细长

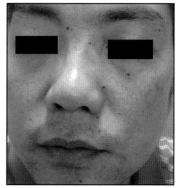

图 8-24　脸部有黑痣

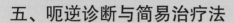

五、呃逆诊断与简易治疗法

呃逆，俗称打呃，此乃胃气上逆所致。由于胃气不顺，横膈膜与呼吸相关的肌肉突然收缩而引起，它发出的声音是由于喉头被关闭，从肺部欲吐出空气所造成的。呃逆声响亮为实证，呃逆声低微为虚证。

▶▶1. 青少年及壮年人，由于吃饭较快或受凉或吃冷饮引起偶然发作的呃逆者，可让他人用手心在患者手背来回快速摩擦，靠手腕处大力度按摩（图8-25），止呃效果如神。笔者临床惯用。

▶▶2. 老年体弱或久病或手术后呃逆，多因虚损造成，治则应补益气血。

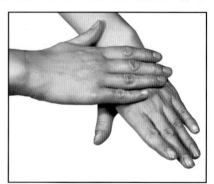

图 8-25　止呃按摩

▶▶3. 重病呃逆，呃声无力，多为脾败而伤，凶兆信号。

▶▶4. 对肝胃气机逆乱，治则宜降逆理气。对脏腑冲气上行之呃逆，治则宜扶正补益。

▶▶5. 对顽固性呃逆，一是可口嚼一块鲜生姜，温开水送服；二是可用鲜山楂榨汁口服15毫升，儿童减量，1日3次可愈；三是用针在攒竹两穴沿皮横刺0.5～1寸，捻针强泻法刺激约1分钟即可，也可按摩治疗；四是用中药连翘60克，炒焦后水煎内服，每次10克，1日3次；五是用中药威灵仙30克，蜂蜜30克，水煎化蜜内服，1次奏效；六是将艾条点燃熏患者5分钟左右；七是设法让患者大吃一惊，立即起效，此法适用于年轻力壮者；八是用皂角或白胡椒面让患者鼻吸一下，喷嚏后呃逆立止；九是让患者努力屏住呼吸，待呃逆上冲时迅速吸气以迎其逆气，可止呃逆；十是让患者剪自己指甲几小片嵌入香烟远端内点燃吸之，可止呃逆。

▶▶6. 针灸治疗呃逆。一是用《针灸大成》之法：针刺大陵穴、内关、足三里、中脘、膻中；二是用《医学纲目》之法：灸中脘、膻中、期门；三是用《行针指要歌》之法：针刺膻中；四是用《针灸资生经》之法：灸中脘、关元。

向您推荐我社望诊类畅销图书

中医望诊彩色图谱（赠光盘）	80.00 元
手诊快速入门（赠光盘）	28.00 元
舌诊快速入门（赠光盘）	28.00 元
望甲诊病图解（赠光盘）	28.00 元
望面知健康（赠光盘）	35.00 元
头面部按摩与望面诊病（赠光盘）	39.00 元
5 天学会望手诊病（赠光盘）	25.00 元
中医望眼辨证图解（赠光盘）	88.00 元
望眼知健康（赠光盘）	48.00 元
望眼辨治老年疾病（赠光盘）	65.00 元
望舌诊病（赠光盘）	35.00 元
望耳诊病（赠光盘）	35.00 元
望甲诊病（赠光盘）	35.00 元
望耳诊病与耳穴治疗图解	22.00 元
望舌辨体质（赠光盘）	40.00 元
掌纹诊病挂图（附说明书）	18.00 元
便携式舌诊挂图（赠光盘）	18.00 元
便携式眼诊挂图（赠光盘）	18.00 元
便携式面诊挂图（赠光盘）	18.00 元
便携式手诊挂图（赠光盘）	18.00 元
望甲诊病挂图（附说明书）	16.00 元
望手、望甲诊病挂图	15.00 元
郑氏望眼诊病挂图	18.00 元
10 分钟望诊知健康（赠光盘）	39.00 元
赵理明望手诊大病（赠光盘）	35.00 元
足部反射疗法（赠光盘）	28.00 元
手部反射疗法与望手诊病（赠光盘）	28.00 元

向您推荐我社养生保健挂图

中医刮痧区位挂图（附说明书）	30.00 元
足诊足疗挂图（附说明书）	18.00 元
手诊手疗挂图（附说明书）	18.00 元
脊柱、胸腹反射区诊治挂图（附说明书）	40.00 元
针灸经络穴位挂图（附说明书）	35.00 元
常用经络穴位按摩挂图（附说明书）	15.00 元
承门王氏全息反射区经筋按摩挂图	40.00 元
食物搭配相克挂图（赠光盘）	15.00 元
食物搭配相宜挂图（赠光盘）	15.00 元
便携式儿童经络推拿挂图（赠光盘）	18.00 元
便携式黄帝内经十二时辰养生挂图（赠光盘）	18.00 元
便携式黄帝内经二十四节气养生挂图（赠光盘）	18.00 元
便携式黄帝内经经络养生挂图（赠光盘）	18.0 元
便携式健身养生五禽戏挂图（赠光盘）	18.0 元
便携式健身养生八段锦挂图（赠光盘）	18.00 元
便携式健身养生六字诀挂图（赠光盘）	18.00 元
便携式足手头耳反射区按摩挂图（赠光盘）	18.00 元
便携从头到脚保健按摩挂图：头面部（赠光盘））	18.00 元
便携从头到脚保健按摩挂图：手部（赠光盘）	18.00 元
便携从头到脚保健按摩挂图：足部（赠光盘）	18.00 元
便携从头到脚保健按摩挂图：耳部（赠光盘）	18.00 元